MÁRTA GUÓTH-GUMBERGER | ELIZABETH HORMANN

# Allaiter

Vous accompagner en douceur dans toutes
les étapes de l'allaitement

VIGOT

# THÉORIE

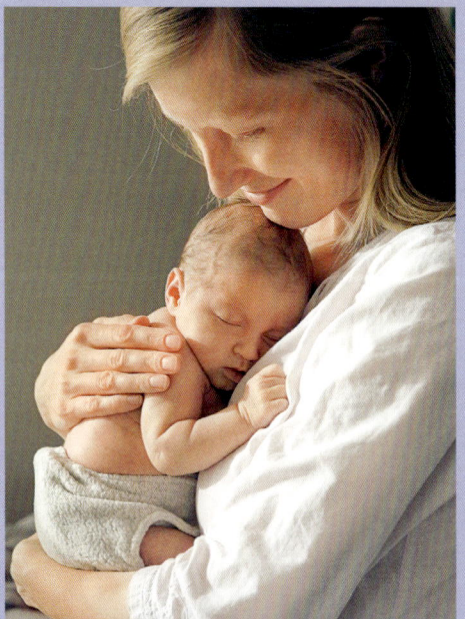

# PRATIQUE

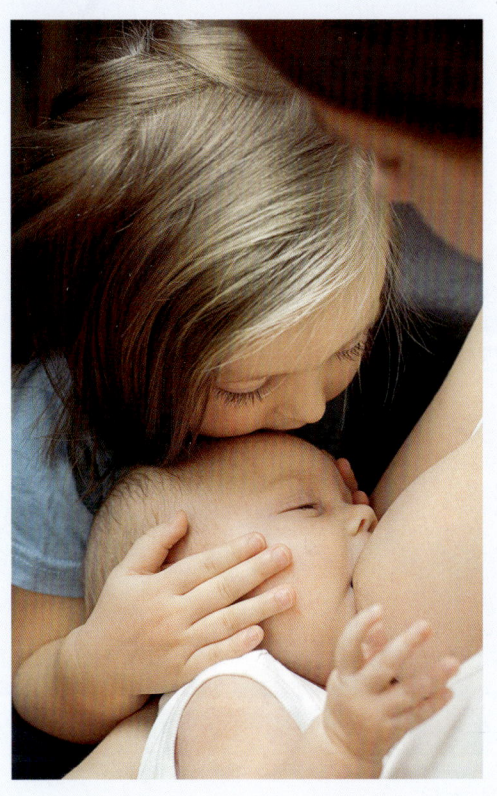

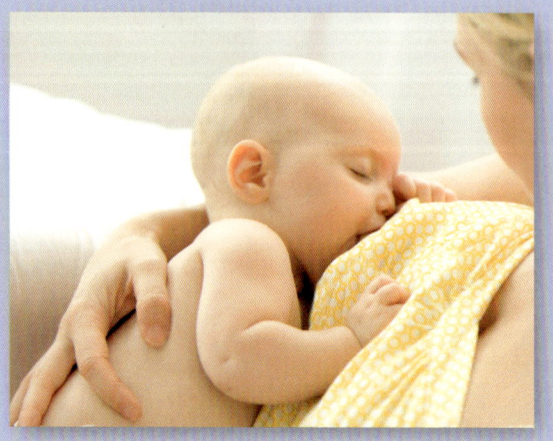

**MÁRTA GUÓTH-GUMBERGER**
est consultante en lactation IBCLC
et praticienne EEH (emotional
first aid, premiers secours
psychologiques).

**ELIZABETH HORMANN**
est psychothérapeute et
consultante en lactation IBCLC.

« Laissez-vous guider par votre enfant
et ce que vous ressentez. »

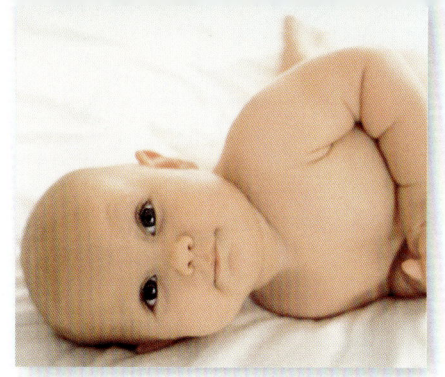

# AVANT-PROPOS

*Allaiter*. Derrière ce titre sobre se cache un guide complet et précis, indispensable pour toutes les mères avant et après l'accouchement. À l'heure actuelle, en France, près de 70 % des mères allaitent leur enfant à la naissance. Contrairement au siècle dernier, où la « culture de l'allaitement » avait marqué le pas, l'allaitement est de nouveau considéré comme le mode d'alimentation normal du bébé. Aujourd'hui, il ne fait plus aucun doute que le lait maternel est le mieux adapté aux besoins de l'enfant en pleine croissance. C'est la raison pour laquelle les sages-femmes recommandent l'allaitement exclusif pendant six mois. De plus, l'allaitement ne nourrit pas seulement le corps, mais aussi l'esprit. Le contact physique avec sa mère crée chez le bébé un sentiment de sécurité qui jette les bases d'un développement affectif harmonieux.
Ce guide livre des informations théoriques qui pourront aussi intéresser le père et les proches de la maman, prodigue de nombreux conseils pratiques pour bien commencer l'allaitement et propose des solutions aux problèmes pouvant survenir au cours de l'allaitement. Associé au suivi de la sage-femme, il offre donc un accompagnement idéal au cours du premier semestre, voire au-delà si vous choisissez de poursuivre l'allaitement, ainsi qu'au moment de la diversification alimentaire.

Profitez de votre allaitement !

Aleyd von Gartzen
Déléguée allaitement et alimentation

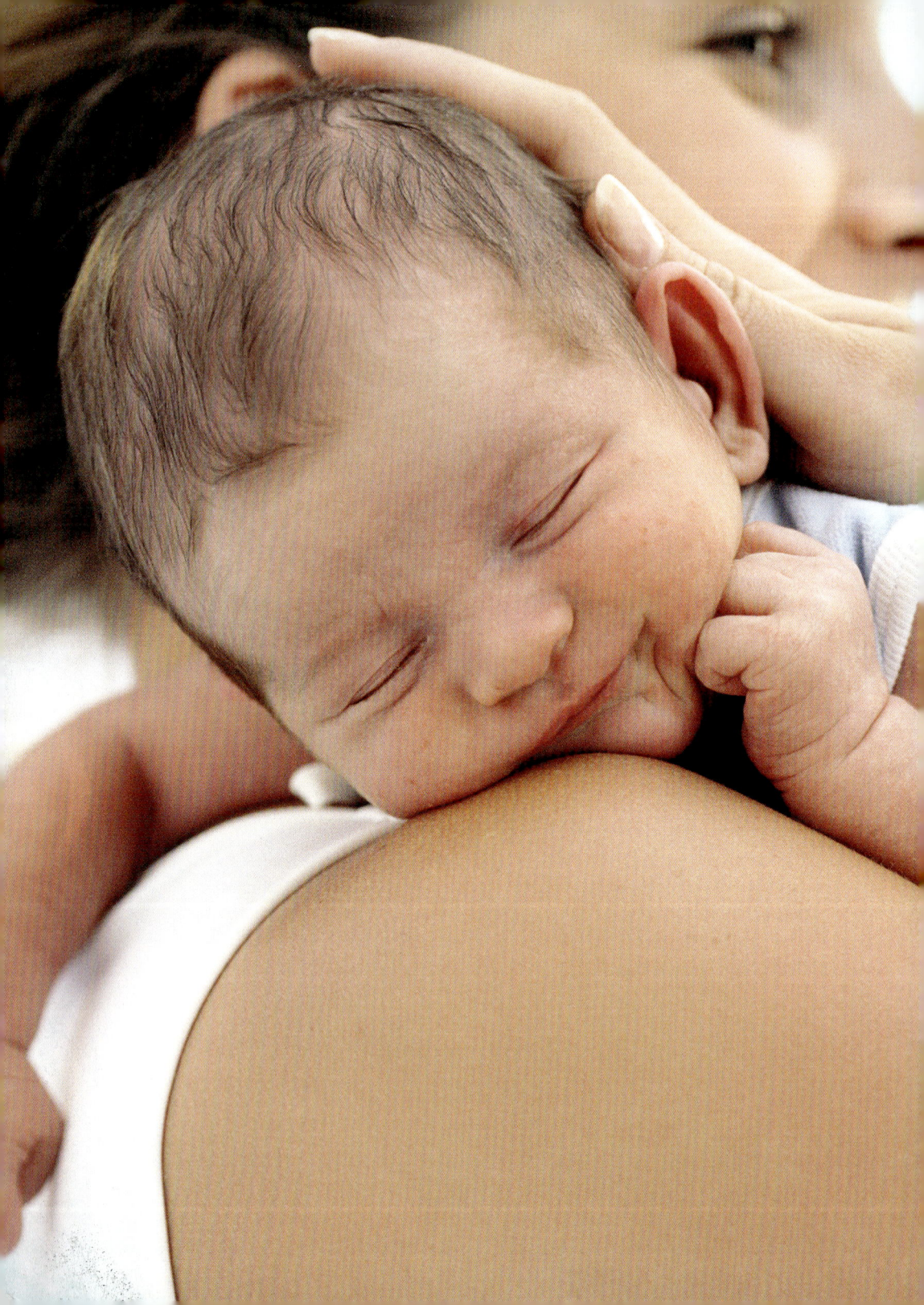

# ALLAITER : NOURRIR ET TISSER UN LIEN

C'EST GRÂCE À VOUS ET À VOTRE BÉBÉ QUE L'ALLAITEMENT RÉUSSIRA. QUE POUVEZ-VOUS FAIRE EN TANT QUE MÈRE POUR FACILITER VOS PREMIERS PAS ET FAIRE DE L'ALLAITEMENT UNE SOURCE DE BONHEUR ? QUE DEVEZ-VOUS SAVOIR ?

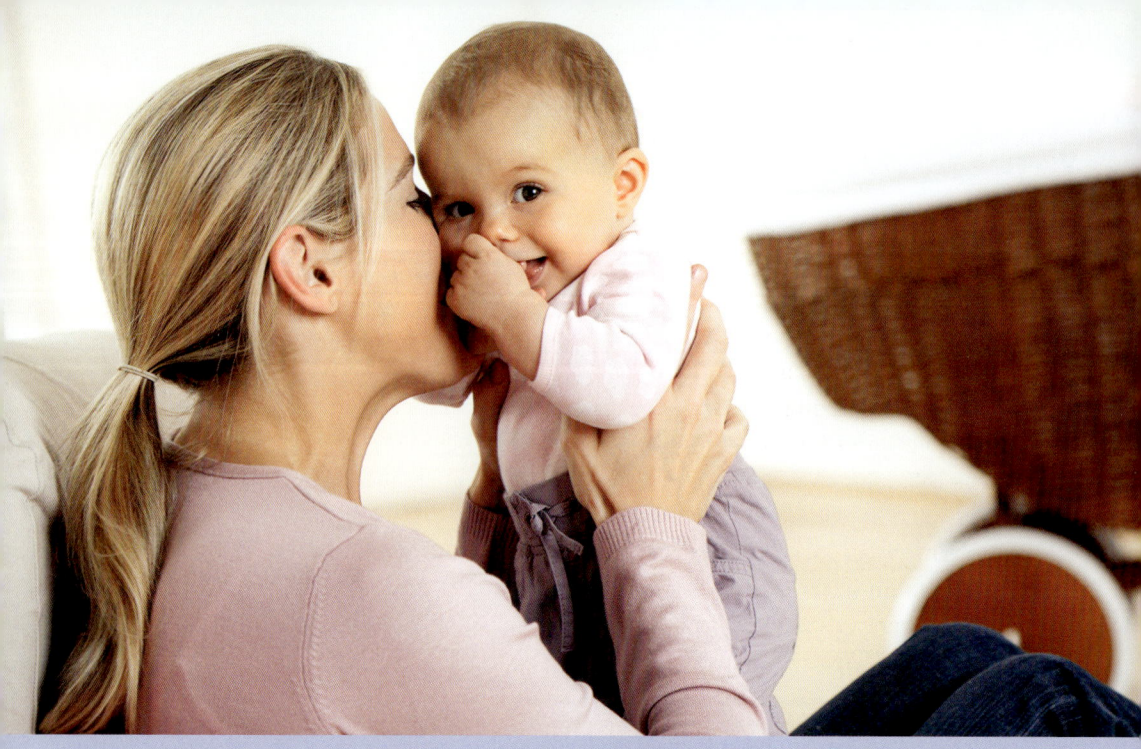

# COMPRENDRE ET PRÉPARER L'ALLAITEMENT

Un bébé se réveille après un profond sommeil. L'expression de son visage change, il bouge, ouvre les yeux et regarde sa mère. Celle-ci le prend dans ses bras et lui parle doucement, s'assoit, puis découvre son sein. Placé près du sein, l'enfant sait ce qu'il va se passer et ouvre la bouche, plein d'espoir. La mère le rapproche de sa poitrine et il commence à téter – d'abord assez rapidement. Il adopte ensuite un rythme plus calme, plus lent. Il tète intensivement pour faire jaillir le lait. Quand il est rassasié,

il relâche le sein et contemple sa mère d'un air satisfait…
Une autre femme allaite, elle aussi, son bébé. Mais très vite, il ne veut plus téter. Elle le prend dans ses bras et le berce quelques instants. Après trente minutes, il réclame et prend une tétée très brève. Il réclame le sein une nouvelle fois une demi-heure plus tard. Ce n'est qu'au bout de quatre ou cinq tétées de courte durée qu'il est pleinement satisfait et plonge dans un sommeil lourd. La fatigue gagne également la maman…

# Vivre l'allaitement

Ces exemples montrent clairement que l'allaitement peut être vécu de manière très différente. Ce livre vous aidera à comprendre pourquoi. Nous vous expliquerons ce qu'il se passe pendant une tétée et nous vous fournirons tous les outils dont vous aurez besoin pour vous lancer dans cette aventure, y trouver votre propre voie et vous y épanouir. Ayez confiance dans vos capacités et dans celles de votre enfant. En sachant ce qui est important et armée de quelques conseils, vous vivrez votre allaitement plus sereinement.

## L'allaitement, une expérience enrichissante

La nature a ainsi fait les choses : l'allaitement est un processus simple qui procure de la satisfaction tant à la mère qu'à l'enfant. La première succion du bébé au sein engendre parfois un sentiment maternel très puissant et il ne faut qu'un bref temps d'adaptation à de nombreux couples mère-enfant pour nouer une relation harmonieuse.

La tétée exerce un effet apaisant sur le bébé et la maman : ils se sentent bien. Les hormones de l'allaitement renforcent la tolérance à la frustration de la mère, qui prend tout avec plus de sérénité. Qu'y a-t-il en effet de plus beau que de voir un bébé agité se calmer dès qu'il attrape le sein ? Nombreuses sont les mères qui vivent ces expériences positivement, certes pas forcément immédiatement et à chaque tétée, mais assez souvent pour qu'elles gardent un souvenir heureux de leur allaitement. Une fois passée la période de rodage, l'allaitement constitue une solution pratique et souple pour la plupart des mamans.

Un allaitement réussi renforce la confiance en soi et peut faire oublier une grossesse ou un accouchement difficile. Beaucoup de femmes disent que l'allaitement les a changées et a joué un rôle important dans leur développement personnel.

## L'allaitement, une expérience parfois difficile

Diverses circonstances peuvent toutefois entraver ce mode d'alimentation naturel, notamment si le contact peau à peau est interrompu à la naissance ou si la mère ne reçoit pas les instructions ou l'aide nécessaires. Au cours des premiers jours ou des premières semaines, la frustration ou la déception peuvent s'installer si l'allaitement a du mal a se mettre en place, par exemple en cas de douleurs à la mise au sein, de seins trop lourds, de mamelons crevassés, d'une quantité insuffisante de lait ou, plus généralement, de débuts difficiles avec le bébé. La plupart des femmes traversent des hauts et des bas dans les six à huit premières semaines. Toutefois, ces mêmes mères, lorsqu'elles ont surmonté les premières turbulences, affirment que l'allaitement est devenu ensuite un véritable plaisir. Certaines estiment néanmoins qu'il est trop contraignant de répondre au besoin de tétées régulières et fréquentes du bébé. Plus rarement, il peut arriver que les débuts de l'allaitement soient exceptionnellement difficiles en raison d'une situation particulière, par exemple si l'enfant est gravement malade. Cette situation peut perdurer à cause de divers facteurs défavorables. Un accompagnement adapté pourra alors, dans la mesure du possible, aider la maman à poursuivre l'allaitement ou à trouver une autre solution.

## Relation parents-enfant

L'allaitement est l'un des éléments de la relation entre la mère et son enfant. C'est aussi un soin de la mère à son enfant. La relation qui lie un bébé à ses parents est indispensable à son développement : un nouveau-né a besoin de ses parents. Aussi est-il parfaitement capable de tisser ce lien avec vous dès la naissance. Il vous aide ainsi à vous investir peu à peu dans la parentalité.

### Les besoins essentiels

Comme les adultes, les bébés ont trois besoins essentiels. Un être humain a besoin de sécurité, mais aussi de stimulation et, enfin, d'autonomie, le sentiment de pouvoir accomplir quelque chose seul. Ces trois facettes sont déjà présentes chez le nouveau-né. Bien sûr, la place qu'occupent ces besoins et la manière dont ils se manifestent évoluent

avec l'âge. Qu'on soit enfant ou parent, on a besoin de plus ou de moins de présence, de stimulation ou d'autonomie selon les moments.

La présence doit être modulée. Une présence maximale permanente n'est pas recommandée. Il faut veiller à adopter la bonne distance, celle-ci évoluant sans cesse. De même, personne, y compris votre bébé, n'a besoin d'être stimulé ou autonomisé à chaque instant. Ces besoins sont alternativement plus ou moins marqués. Quand tout est bien dosé, la relation est plus facile.

### Parfois proche, parfois distant

Les bébés savent parfaitement instaurer la proximité et la distance idéales. Parfois, votre enfant recherche le contact avec vous en vous regardant dans les yeux d'un air intéressé. D'autres fois, il prend ses distances : il détourne le regard ou

## INFO

### COMPRENDRE LES BESOINS

Chez le bébé (comme chez l'adulte), les besoins essentiels – sécurité, stimulation et autonomie – évoluent continuellement entre le « trop » et le « trop peu ». C'est votre bébé qui vous dira ce dont il a exactement besoin.

s'endort avant de chercher de nouveau le contact. Si vous suivez ce courant changeant, vous bâtirez une relation solide au gré d'une multitude de petites étapes quotidiennes ordinaires.

## Bébé ou maman donne le la

Au cours des différentes phases de l'allaitement, vous pouvez faire en sorte que votre bébé obtienne ce qu'il demande sur son initiative, ce qui contribuera au développement de son autonomie. De multiples situations vous offriront l'occasion de répondre aux stimuli de votre enfant : quand il rampe vers votre sein juste après l'accouchement ; quand il vous dit qu'il aimerait téter en montrant les signes de faim ; quand il relâche votre sein une fois rassasié ; quand il saisit des aliments et quand, après avoir fait le tour de l'expérience de l'allaitement, il se tourne enfin vers d'autres personnes.

L'initiative peut être prise par le bébé, mais elle est quelquefois le fait de la maman – accouchement, mise au sein, diversification alimentaire, sevrage – selon les besoins de l'un et de l'autre.

## Présence, contact physique et peau à peau

Votre bébé pourra développer ses capacités si vous êtes près de lui ou le tenez contre vous. Vous pourrez ainsi saisir ses stimuli. Le contact physique avec sa mère apporte au bébé tout ce dont il a besoin : la sécurité que vous lui offrez par votre présence et votre sein qui calmera sa faim. Le contact physique lui permet aussi de renforcer son autonomie. On peut facilement comprendre qu'il apprécie ce contact, veut téter fréquemment et aime s'endormir à votre sein.

La plupart des nouveau-nés adorent rester le plus souvent possible directement au contact de la peau de leur maman. Le contact peau à peau se répercute sur tous les sens d'un bébé. Il régule sa respiration, son pouls, sa glycémie et sa température. L'enfant est exposé aux germes de sa mère et non à des germes étrangers. Grâce au peau à peau, il est plus éveillé, plus calme. Il est moins stressé et pleure moins. C'est la raison pour laquelle nous vous invitons régulièrement dans ce livre à prendre le temps d'un contact physique ou d'un peau à peau, pour autant que cela vous est agréable. De plus, cette proximité contribue largement au succès des premiers pas de l'allaitement. Il est plus facile à un bébé qui se sent bien et est détendu de faire ce qu'il a à faire – intensifier sa relation avec ses parents et, surtout, développer ses capacités cérébrales et apprendre en permanence. C'est la grande différence avec le monde animal : le petit être humain a avant tout besoin de son cerveau, de sa capacité à apprendre et à penser. Il a le luxe de ne pas être obligé de se tenir debout dès son premier jour, puisque ses parents sont là pour s'occuper de lui.

## Vos attentes vis-à-vis de votre bébé

Même s'il ne demande pas votre attention exclusive à tout moment, votre bébé a besoin de votre présence vingt-quatre heures sur vingt-quatre. Quand il s'agit de leur premier enfant, cette obligation surprend – et épuise – les jeunes parents. Il est normal qu'un bébé préfère être dans les bras, sur le ventre ou à côté de sa mère, n'aime pas être posé et réclame souvent le sein. Quand on est parents pour la première fois, il est rare de pouvoir organiser son temps comme avant.

### Comment je fais ?

Peut-être réussirez-vous à suivre le mouvement avec plaisir. Assuré que vous n'êtes pas loin, votre bébé développe ses capacités. Vous jetez les bases de son autonomie pour les mois et les années à venir.

Mais il est aussi possible que le besoin de présence et de disponibilité de votre bébé soit plus grand que votre propre besoin. Beaucoup de parents se disent à un moment ou à un autre : « C'est trop pour moi. » Ce n'est pas un drame. Personne n'est parfait. Il s'agit alors de trouver des solutions acceptables pour vous deux. Vous serez sans doute rassurée de savoir que les besoins de votre enfant, qui semblent ne jamais être assouvis et dont la satisfaction ne souffre aucun délai, sont parfaitement normaux, car il n'a encore aucune notion du temps. Il n'a nullement « l'intention » de vous rendre la vie difficile.

Avec les trois besoins essentiels à l'esprit, il est plus aisé de savoir ce que demande votre bébé : a-t-il trop ou trop peu de sécurité, de stimulation ou d'autonomie ? Si vous répondez à ses désirs du moment, vous devrez certes vous en occuper pleinement, mais une pause suivra à coup sûr. Le secret consiste à profiter vraiment de ces pauses, à se détendre et à savourer les moments agréables passés avec votre enfant.

### Vos attentes vis-à-vis de vous-même

Beaucoup de mères nourrissent de grandes attentes envers elles-mêmes et veulent être à la hauteur de la tâche. Si elles ont l'impression de ne pas remplir leur rôle de mère aussi bien qu'elles l'auraient souhaité, un sentiment de culpabilité peut facilement voir le jour. Ce dernier peut les pousser à se donner encore plus de mal et à en faire trop. C'est un cercle vicieux, qui les ébranle dans leur rôle et leur relation avec leur enfant. À l'opposé du sentiment de culpabilité : la prise de conscience de sa capacité à être mère. Ce sentiment positif se répercute sur l'enfant. En règle générale, quand la maman se sent bien, le bébé se sent bien aussi. Aussi, plutôt que de vous poser la question « Comment doit se comporter une bonne mère ? », laissez-vous guider par votre bien-être personnel. Votre enfant n'attend pas de vous que vous soyez une mère idéale ou parfaite. Vous faites de votre mieux. Parfois, tout se passe comme prévu ; d'autres fois, ce n'est pas le cas.

Vous êtes la mère de votre enfant et vous jouez votre rôle comme il faut.

## Effets à long terme de l'allaitement

L'allaitement influence également la relation mère-enfant à plus long terme. Après les doutes des débuts, surtout quand il s'agit du premier enfant, l'allaitement devient évident et simple. La mère s'approprie son nouveau rôle. Bébé et maman apprennent à se connaître. Le contact étroit et l'éloignement s'alternent en douceur. C'est en quelque sorte une répétition de ce que vous vivrez plus tard quand votre enfant, à l'âge du quatre-pattes, de l'école primaire ou de l'adolescence, recherchera quelquefois un contact soutenu avec ses parents et préférera à d'autres moments « partir à la découverte » du monde qui l'entoure. Avec cette alternance continuelle et naturelle entre proximité et distance, l'allaitement peut vous apporter à tous deux une grande confiance en vous et beaucoup de satisfaction, y compris à long terme.

L'allaitement au biberon a tendance à pousser à contrôler la quantité et l'heure. Mais même s'il est nourri au biberon, vous pouvez deviner aux signes émis par votre bébé s'il a besoin de plus ou moins de présence ou de distance et la quantité de lait qu'il aimerait boire. Cette démarche demande un effort plus volontaire qu'en cas d'allaitement au sein, où elle est plus naturelle.

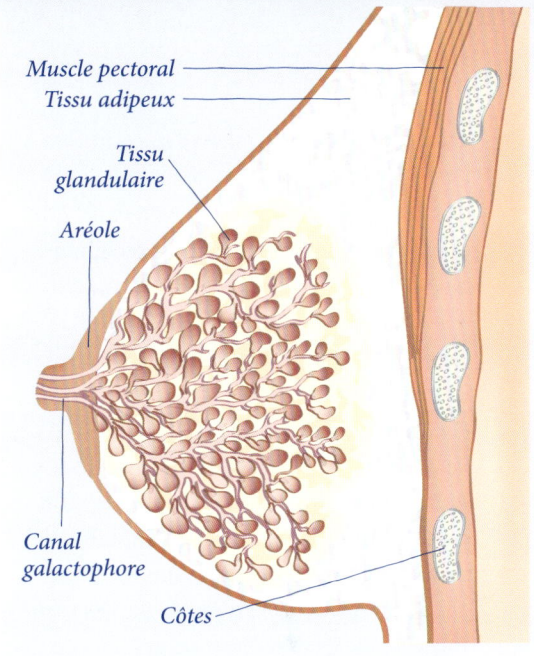

Muscle pectoral
Tissu adipeux
Tissu glandulaire
Aréole
Canal galactophore
Côtes

**La succion stimule la zone entourant le mamelon, derrière laquelle se trouvent les canaux galactophores et le tissu glandulaire.**

## Comment fonctionne l'allaitement ?

Comme nous l'avons dit, l'allaitement tient une place importante dans la relation mère-enfant. Mais comment se déroule-t-il concrètement ? Nos conseils pratiques vous aideront à mettre en œuvre votre allaitement au quotidien.

Les seins des femmes sont conçus pour nourrir les bébés. Derrière le mamelon et l'aréole se trouve la majeure partie du tissu glandulaire. Les minuscules orifices que l'on peut apercevoir sur le mamelon vers la fin de la grossesse sont les pores sur lesquels s'ouvrent les canaux galactophores. Ces canaux se ramifient à l'intérieur du sein pour se terminer par des grappes d'alvéoles sécrétrices de lait qui forment le tissu glandulaire. Chaque alvéole est constituée d'une paroi de cellules sécrétrices de lait entourant une cavité dans laquelle s'accumule le lait. Ces cellules prélèvent dans le sang l'eau et tous les éléments nécessaires à la fabrication du lait. Les alvéoles sont recouvertes à l'extérieur de minuscules cellules musculaires oblongues, qui se contractent et se détendent. C'est principalement le tissu adipeux qui donne son volume extérieur au sein. La taille de la poitrine n'a donc aucune influence sur sa capacité à produire du lait.

## La poitrine se prépare pendant la grossesse

Au cours de la grossesse, vos seins grossissent, s'alourdissent et deviennent souvent plus sensibles. Quel rôle jouent ces changements ? Le tissu glandulaire se développe et se prépare à la sécrétion de lait, supplantant en partie le tissu adipeux. Les hormones de grossesse limitent encore la lactation. Les aréoles foncent pour permettre au bébé de les localiser plus facilement. Parfois, il arrive que la forme des mamelons change aussi un peu afin de faciliter la succion. De minuscules glandes forment un film de protection sur les aréoles. Enfin, chez certaines femmes, les veines deviennent plus apparentes du fait de l'augmentation de l'irrigation sanguine.

Et que fait le bébé dans le ventre de sa mère ? L'enfant se prépare, lui aussi, à l'allaitement. Les muscles de son visage et de sa bouche se développent. Il acquiert les réflexes de fouissement, de succion et de déglutition qui lui seront nécessaires pour téter. Il développe sa capacité à voir, entendre, goûter, sentir, toucher et coordonner ses mouvements. L'allaitement est le prolongement naturel de la grossesse et de l'accouchement.

## Maman et bébé en symbiose

Après la naissance, le corps de la mère se modifie en très peu de temps pour pouvoir nourrir son enfant. La descente du placenta entraîne une modification de l'équilibre hormonal, qui va provoquer la sécrétion de lait. Par la suite, c'est la succion du bébé qui provoque la lactation et lui permet de perdurer. Lorsque le bébé touche le mamelon et l'aréole avec sa bouche et le sein avec ses mains, ces stimuli sont transmis via les voies nerveuses au cerveau de la mère, qui libère la prolactine, l'hormone de la lactation, et l'ocytocine, l'hormone responsable de l'éjection du lait, une à trois minutes après le début de la tétée. Ces hormones atteignent les seins par l'intermédiaire du circuit sanguin. La prolactine stimule les cellules sécrétrices des alvéoles, qui produisent le lait en permanence. C'est là que le lait attend d'être consommé lors de la tétée suivante.

## Comment le lait est-il éjecté ?

L'ocytocine libérée par le cerveau induit la contraction des fines fibres musculaires entourant les alvéoles sécrétrices de lait, ce qui a pour effet de déplacer le lait dans les canaux galactophores en direction du mamelon. Les canaux s'élargissent quand ils sont remplis de lait. Il arrive que du lait soit spontanément éjecté du sein. Si le lait n'est pas bu, il rebrousse chemin au bout d'une minute et demie environ.

Le plus souvent, le réflexe d'éjection du lait est automatique, mais vous pouvez aussi le déclencher si nécessaire.

La succion, le contact physique, les pleurs du bébé vous y aideront, de même que le regarder, l'entendre pleurer ou penser à lui. Vous pouvez aussi appliquer de la chaleur sur votre poitrine ou masser doucement vos seins. Le réflexe d'éjection peut être provoqué jusqu'à un certain point.

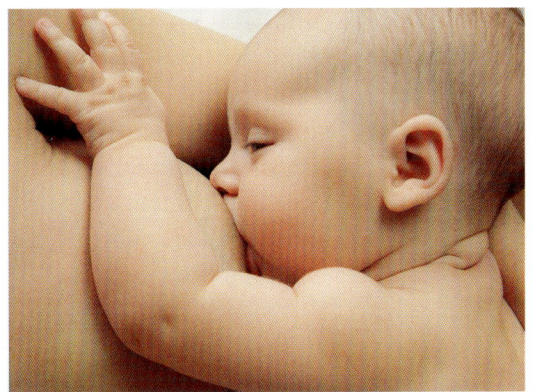

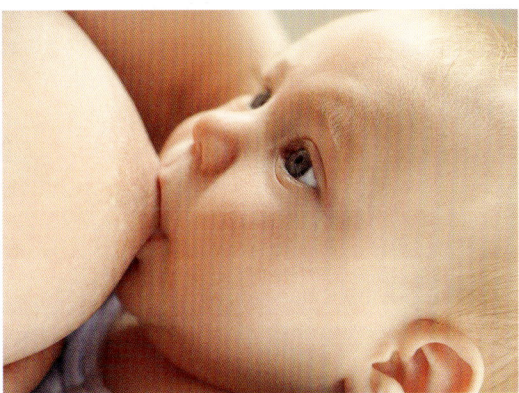

**Tétée efficace et indolore : la bouche est grande ouverte et saisit une bonne partie du tissu entourant le mamelon (en haut). Tétée moins efficace et potentiellement douloureuse : la bouche n'est pas grande ouverte et ne saisit que très peu de tissu autour du mamelon (en bas).**

## Bébé au sein

Comment votre bébé peut-il recueillir facilement le lait de votre sein ? Pour que la succion soit pleinement efficace, il doit ouvrir grand la bouche et saisir suffisamment de tissu autour du mamelon. Ce dernier touche alors le palais de votre enfant.

Ses mâchoires s'ouvrent et se ferment, sa langue masse le sein par vague. L'espace entre la surface de la langue et le palais varie en permanence. Lorsque la pression diminue et que les mâchoires s'ouvrent, les canaux galactophores éjectent de nouveau du lait vers le mamelon. Ce processus se répète en rythme. Dès qu'une quantité suffisante de lait est arrivée dans la bouche de l'enfant, le réflexe de déglutition se déclenche.

## La loi de l'offre et de la demande

La lactation et la succion du bébé sont liées de manière saisissante. Quand l'enfant a besoin de plus de lait, il réclame plus souvent, tète plus longtemps et vide plus le sein. Si les alvéoles sont vidées presque entièrement à chaque tétée, le lait est sécrété en plus grande quantité et plus rapidement. Si, à l'inverse, elles restent pleines et sont peu stimulées, votre corps comprend qu'il doit en produire moins. Ainsi, ce système de régulation ne repose non pas sur le principe de l'accumulation, mais sur celui de la production à la demande : plus le bébé tète, plus la maman fabrique de lait.

Basé sur l'appétit de l'enfant, ce circuit module la production de lait à court comme à long terme. Un bébé réclame généralement plus souvent en fin de journée, ce qui entraîne une production plus abondante la nuit et le lendemain. S'il ne tète que peu de temps, c'est qu'il est rassasié sur le moment. La fréquence plus élevée des tétées constatée au cours des six à huit premières semaines stimule la lactation. À chaque fois que le bébé tétera plus ou moins par la suite, la quantité de lait se régulera en conséquence.

La fréquence et la durée des tétées dépendent de la mère et de l'enfant. Ce dernier envoie des signes de faim et acquiert un comportement alimentaire sain. La maman apprend à décrypter ces signes et allaite son bébé pour y répondre, évitant ainsi tout stress.

## De l'importance des premiers pas

Dans les premières heures, les premiers jours et les premières semaines après l'accouchement, votre corps est préparé pour amorcer la lactation.

Le bébé passe d'une alimentation en continu par l'intermédiaire du cordon ombilical à des tétées entrecoupées de pauses. Au début, son estomac est minuscule. Dans les premiers temps, il a besoin de tétées courtes et fréquentes, qui s'enchaînent parfois toutes les demi-heures ou toutes les heures. Il n'y a pas de laps de temps minimal qu'il faudrait respecter pour des questions de digestion. Peu à peu, la quantité de lait et le volume de l'estomac augmentent.

La progression est stupéfiante : après un bon mois, la quantité de lait maternel produite chaque jour égale déjà les besoins que le bébé aura au cours des prochains mois. Elle se stabilisera ensuite jusqu'à la diversification alimentaire. Par conséquent, les premières semaines ont une incidence sur les mois suivants. Si vous mettez souvent votre bébé au sein durant cette période, la suite de l'allaitement sera beaucoup plus facile : une quantité de lait suffisante aura été instaurée et vous serez plus libre pour organiser votre quotidien. S'il est possible d'accroître ultérieurement la quantité de lait produite, il est néanmoins plus facile de le faire au début de l'allaitement.

## Quelle fréquence ?

À quelle fréquence mon bébé va-t-il téter ? La quantité de lait produite par le sein et sa capacité de stockage ne sont pas corrélées et ne sont pas liées à la taille de la poitrine. La taille des cavités présentes dans les alvéoles sécrétrices de lait et les canaux galactophores varie selon les femmes. Même avec une faible capacité de stockage, la quantité de lait produite sera suffisante. Dans ce cas, le bébé tète la totalité du lait lors de tétées fréquentes et courtes, généralement aux deux seins. Les bébés dont les mamans ont une grande capacité de stockage peuvent boire plus de lait à intervalles plus longs – dans la mesure où le volume de leur estomac le leur permet. En règle générale, un seul sein leur suffit et ils tètent moins souvent. Dans les deux cas, la quantité totale bue dans une journée est identique, de même que la quantité de lait gras ingérée. La capacité de stockage des seins, qu'on ne peut pas modifier, et la taille de l'estomac influent donc uniquement sur la fréquence des tétées et non sur la quantité totale de lait consommée.

### À chacun son rythme

La plupart des bébés allaités exclusivement prennent des tétées courtes et fréquentes. Beaucoup de bébés ne changent pas de fréquence jusqu'à l'introduction de l'alimentation solide, mais tètent généralement moins longtemps avec le temps. Certains réclament un peu moins en grandissant. Plusieurs tétées par nuit n'ont rien d'anormal. Les mamans trouvent des solutions pour pouvoir dormir suffisamment malgré tout.

Si vous essayez de réduire le nombre de tétées, « parce qu'un bébé de cet âge doit téter moins souvent » ou pour que votre enfant fasse ses nuits, il ne sera pas assez nourri et vous aurez moins de lait. Cependant, certaines mères n'allaitent leur bébé que six fois par jour, pour autant que leur croissance est satisfaisante. Si cette fréquence leur convient, elle ne doit toutefois pas être érigée en norme pour tous les couples mère-enfant.

## Le lait maternel, inimitable

Seul le corps d'une femme peut fabriquer le lait maternel, substance vivante aux composants innombrables. Une goutte de lait maternel renferme plus d'un million de cellules vivantes, qui détruisent les agents pathogènes. Au cours des premiers jours, il agit comme un vaccin et tapisse l'intestin du bébé d'une couche protectrice.

## INFO

**FRÉQUENCE DES TÉTÉES**

Il est normal qu'un bébé tète de 8 à 12 fois par 24 heures de sa naissance à la diversification alimentaire. Certains tètent moins, d'autres plus.

Il contient en outre des anticorps adaptés aux germes présents dans l'environnement familial. Sa composition change selon l'âge du bébé et le moment de la journée. Même son odeur évolue en fonction de ce qu'a mangé la maman, ce qui permet à bébé de découvrir des goûts différents. Le lait maternel est très gras à la fin de la tétée. Ce « dessert » crémeux est nourrissant et rassasiant.

Répondant à tout moment aux besoins du bébé, le lait maternel contient notamment :

- de l'eau en quantité suffisante pour étancher la soif du bébé
- plus de 200 éléments différents
- des composants très facilement assimilables
- des protéines contribuant à la croissance très rapide de l'enfant
- des substances immunitaires en doses régulières
- du lactose, qui fournit une source d'énergie immédiate et contribue au développement du cerveau de bébé
- des acides gras insaturés que l'organisme est incapable de produire lui-même
- des hormones de croissance
- des sels minéraux et des oligoéléments
- des vitamines anti-inflammatoires
- des enzymes digestives

## Allaitement et santé

L'allaitement et le lait maternel ont des effets sur la santé de la mère et de l'enfant. Il est prouvé que les enfants allaités souffrent notamment moins de diarrhées, d'infections des voies respiratoires et urinaires, d'otites moyennes, de méningites, de problèmes de poids en grandissant, d'allergies, de diabète et de cancers infantiles. La succion favorise le bon développement de la mâchoire et de la musculature de la bouche. Elle aide aussi au développement du langage. Du côté de la mère, l'allaitement favorise la rétractation de l'utérus et diminue le risque de cancer du sein, de cancer de l'ovaire et d'ostéoporose. L'impact augmente avec la durée de l'allaitement. Les dépenses caloriques supplémentaires nécessaires à l'allaitement facilitent la perte de poids après l'accouchement. L'allaitement permet par ailleurs de retrouver progressivement une jolie poitrine. Sans oublier que le lait maternel est toujours propre et à bonne température.

## Laits artificiels

Les laits artificiels n'offrent pas la même protection que le lait maternel. Le risque pour la mère et l'enfant d'être confrontés à l'un des problèmes mentionnés ci-dessus est plus élevé, même si l'alimentation n'est pas le seul facteur à jouer un rôle. De plus, les laits artificiels peuvent être contaminés par des polluants et des germes au moment de leur fabrication ou de leur préparation.

## Côté pratique

L'allaitement maternel est très avantageux pour le budget familial. En effet, l'allaitement au biberon – laits artificiels et accessoires – coûte près de 600 euros par semestre. Si la plupart des mères jugent l'allaitement plus contraignant dans les premières semaines, elles le trouvent plus simple et plus pratique par la suite. Ce sont les prédispositions, la grossesse et l'âge qui modifient la poitrine, pas l'allaitement. Elle sera moins maltraitée si elle retrouve lentement sa taille d'origine grâce à l'allaitement.

## Se préparer à l'allaitement

Pendant la grossesse, il est judicieux de se préparer non seulement à l'accouchement, mais aussi à l'allaitement. Vous n'aurez pas beaucoup de temps pour le faire après l'accouchement. Vous recevrez peut-être l'aide nécessaire à la maternité. Mais tout ne se passe pas toujours bien. Si vous êtes informée de ce qui est important dans les premières phases de l'allaitement, vous saurez ce qu'il faut faire. C'est pourquoi il est utile de s'y préparer. Nous vous disons tout sur le début de l'allaitement aux pages 26-47. Vous pouvez participer à un cours de préparation à l'allaitement (plusieurs séances si possible) ou demander un conseil individualisé. En participant à un groupe de parole, vous pourrez observer des mamans en train d'allaiter, ce qui vous permettra de visualiser l'expérience et facilitera votre propre allaitement. Le plus important est de se sentir prête dans sa tête et dans son cœur. Votre enfant et vous-même disposez des capacités physiques

nécessaires à l'allaitement. Il ne vous restera plus qu'à vous familiariser avec le processus après l'accouchement. C'est comme la danse : au bout d'un certain temps, tout devient facile et presque automatique. Il est important de créer les conditions les plus favorables possible. Grâce aux processus physiques automatiques qui se mettent en place chez la maman et le nouveau-né, c'est dans les deux ou trois premiers jours qu'il est le plus facile de poser les jalons d'une succion efficace et d'une production de lait suffisante. Ce livre vous explique comment tirer parti de cette phase délicate pour faciliter la suite de l'allaitement.

### Préparation pratique

Pensez aux quelques points suivants :
- Votre poitrine grossit : prévoyez des soutiens-gorge qui offrent un bon maintien.
- Évitez de mettre du savon, du parfum, des crèmes et des huiles sur vos mamelons et vos aréoles afin de préserver le film protecteur naturel de la peau.
- Renoncez à toutes les stratégies que l'on vous conseillera pour faire durcir les mamelons. Vous risqueriez de les abîmer. Une mise au sein correcte constitue la meilleure prévention contre les lésions des mamelons.
- Un accompagnement préalable spécifique est nécessaire en cas de mamelons plats ou ombiliqués, d'opération de la poitrine, de diabète

ou d'une autre maladie chronique, de handicap de la mère, de difficultés rencontrées lors de l'allaitement d'un précédent enfant ou d'un problème de santé de l'enfant détecté dès la grossesse.

## Influence de l'accouchement sur l'allaitement

Quand l'accouchement s'est bien déroulé, avec le moins d'interventions et de médicaments possible, maman et bébé sont mieux disposés à s'engager sur la voie de l'allaitement.

S'il est impossible de tout prévoir, certains facteurs ont une influence sur l'accouchement : un soutien psychologique adéquat pendant toute la durée de l'accouchement en raccourcit la durée. Il réduit aussi la prise d'analgésiques, ainsi que le risque d'épisiotomie et de césarienne. Il est surprenant de constater qu'un simple soutien moral peut avoir autant de répercussions positives concrètes. Vous sentant entourée, vous avez plus de facilité à lâcher prise et à laisser l'accouchement suivre son cours. Aussi est-il recommandé de réfléchir au préalable à une personne de confiance dont vous aimeriez être accompagnée le jour J.

Le père de votre enfant aura un rôle important à tenir, mais il aura, lui aussi, besoin d'être soutenu. Il est indispensable que la sage-femme vous offre un accompagnement prévenant et serein avant, pendant et après l'accouchement.

Une personne douée de tact, qui apportera encouragements et aide pratique aux parents, peut également être bienvenue. Certaines femmes sont rassurées par la présence (en plus) de leur mère ou d'une amie. Nous vous conseillons de vous inscrire à un cours de préparation à l'accouchement. Même après une expérience difficile, les ratés de départ peuvent être rattrapés par la suite.

### Où votre bébé va-t-il naître ?

Les hôpitaux portant le label « Hôpital ami des bébés » (IHAB) organisent des formations à l'allaitement destinées à leur personnel, permettent à la mère et à l'enfant de faire connaissance sans être dérangés et privilégient le peau à peau dès la naissance – y compris en cas de césarienne. Ils sont évalués par des experts indépendants.

Mais même les maternités qui ne possèdent pas ce label s'efforcent de soutenir les mamans dans leur démarche d'allaitement. Que vous prévoyiez de donner naissance à votre enfant à l'hôpital, en maison de naissance ou chez vous, il est dans tous les cas utile de parler de vos souhaits concernant l'accouchement et le début de l'allaitement avec toutes les personnes concernées.

## Soutien

Comme pour l'accouchement, il est important de s'entourer de personnes capables de vous soutenir sur le plan

## INFO

### LE PEAU À PEAU DÈS LA NAISSANCE

Avant de choisir votre lieu d'accouchement, renseignez-vous également sur la façon dont est gérée la première rencontre entre la mère et son enfant et si le peau à peau est préconisé et permis – immédiatement après l'accouchement, mais aussi dans les premiers jours, aussi souvent et longtemps que possible, et dès la salle d'opération ou juste après en cas de césarienne.

pratique et psychologique au début de l'allaitement. Si, jusqu'à présent, vous avez concilié avec succès vie de couple, travail, tâches ménagères, loisirs et relations sociales, vous espérez peut-être continuer sur la même lancée une fois maman. Mais c'est justement à ce moment-là que vous aurez besoin d'aide. Si vous êtes soutenue, il vous sera plus facile de vous occuper de votre enfant.

- L'aide du papa est très précieuse. Votre conjoint peut s'engager dans la parentalité avec vous de nombreuses manières – à l'occasion des cours de préparation, pendant l'accouchement, en restant avec vous à la maternité dans une chambre familiale. Il lui sera probablement plus facile de limiter les visites et les appels téléphoniques. S'il peut être en congé durant les premières semaines, cela vous sera très utile.
- Les mères célibataires pourront se faire aider par une personne de confiance, par exemple leur mère ou une amie.
- Avant l'accouchement, vous pouvez contacter des groupes de parole sur l'allaitement, des futurs parents ou des familles ayant des enfants allaités.
- Un conseil en allaitement, une écharpe de portage de qualité ou une aide à domicile peuvent faire toute la différence dans la réussite de l'allaitement. Ce sont des investissements bénéfiques pour le bébé et toute la famille, que ce soit à court ou à long terme. En guise de cadeau de naissance, votre entourage peut vous donner un coup de main ou vous offrir des bons d'achat.

## Prenez les devants

Pendant la grossesse, faites en sorte de vous simplifier la vie, notamment pour ce qui est des tâches ménagères, en vue de vos premiers pas avec bébé. Si vous le pouvez, éliminez le superflu, même si cela vous coûte et vous impose de passer un peu la main. La vie quotidienne avec votre enfant sera plus simple et plus agréable. Le temps que vous y consacrez aujourd'hui sera payant demain.
Voici quelques suggestions pratiques :
- Désencombrez votre maison.
- Rangez votre maison, simplifiez son organisation pour qu'elle soit plus pratique.

- Préparez et congelez des repas, faites des réserves.
- Faites-vous livrer les courses.
- Effectuez à l'avance vos démarches administratives.
- De manière générale, limitez les choses que vous avez à faire.
- Dans la mesure du possible, ne prévoyez pas d'événements exceptionnels, comme un déménagement, des travaux, etc., dans les premiers temps.

### Et le ménage ?

Après l'accouchement, il est compréhensible que vous soyez frustrée et énervée parce que vous n'arrivez plus à gérer votre intérieur comme avant. Mais attention à ne pas faire de confusion : être mère, c'est construire une relation avec son enfant, s'occuper de lui et lui offrir un cadre sécurisant. Cela n'a rien à voir avec la tenue d'un foyer, même si, dans la réalité, les rôles de mère et de femme au foyer se confondent souvent. Il est important d'en parler avec votre conjoint. C'est votre rôle de mère qui doit primer. Avec le temps, il vous sera plus facile de le concilier avec d'autres impératifs. Dans l'idéal, il faudrait que la jeune maman soit complètement libérée des tâches ménagères, en congés en quelque sorte. Vous ne devez plus vous occuper de la lessive, du ménage, de la vaisselle, des courses, de la cuisine et de vos autres enfants. Dans les tout premiers temps, sollicitez votre conjoint, vos parents, des amis ou une aide à domicile.

# Des professionnels à votre service

Pour le bon démarrage et le bon déroulement de votre allaitement, il peut s'avérer très utile, voire déterminant, que vous soyez bien conseillée et que vous puissiez accéder à des informations pertinentes. Plusieurs possibilités s'offrent à vous. La prise en charge de ces services varie selon le professionnel auquel vous vous adressez.

- Les sages-femmes proposent des conseils en allaitement dans le cadre du suivi de la grossesse, puis à la naissance, pendant les suites de couches et après. L'une des séances des cours de préparation à l'accouchement est généralement consacrée à l'allaitement.

## INFO

**QUAND DEMANDER DE L'AIDE ?**

Au début, soyez vigilante : si l'allaitement se passe bien, vous n'avez aucune inquiétude à avoir. En cas de besoin – y compris en cas de désaccord avec l'un des professionnels qui vous suit – nous vous conseillons de vous tourner vers un autre spécialiste jusqu'à ce que vous ayez trouvé une solution à votre problème.

- Le personnel hospitalier accompagne l'allaitement en salle d'accouchement, durant les suites de couches et dans les groupes de parole.
- Les consultantes en lactation IBCLC suivent une formation professionnelle spécialisée en allaitement sanctionnée par un diplôme international, qui leur permet de répondre également aux situations difficiles. Elles proposent des cours de préparation à l'allaitement, un service de suivi de l'allaitement pendant les suites de couches, un conseil individualisé et un service d'aide par téléphone.
- Les animatrices bénévoles de la Leche League sont des mères ayant allaité leurs enfants qui offrent une aide à l'allaitement au téléphone ou dans le cadre de réunions, au cours desquelles les mamans peuvent partager leurs expériences, échanger des informations et se soutenir.
- Votre médecin ou votre pédiatre vérifiera la croissance et la prise de poids de votre enfant, le traitera s'il est malade et pourra vous conseiller sur l'allaitement.
- D'autres professionnels soutiennent l'allaitement indirectement : services d'accompagnement à la naissance,

thérapie cranio-sacrale, ostéopathie, premiers secours psychologiques et autres spécialités.
- Si Internet pourra vous donner une première piste en cas de question et vous aider à trouver un professionnel près de chez vous, il ne saurait remplacer un conseil personnalisé.

## C'est pour bientôt

Vous vous demandez comment l'accouchement et l'allaitement vont se dérouler concrètement. L'appréhension est tout aussi naturelle que l'impatience. Pour l'heure, vous n'avez à prendre une décision que pour les premiers temps avec votre bébé. Si tout ne se déroule pas aussi bien que prévu, parlez à votre enfant afin qu'il soit prêt et que le fil de votre relation ne soit pas rompu.
Le début de l'allaitement est une expérience propre à chacune et peut difficilement être planifié. Ce livre vous propose des conseils qui ont fait leurs preuves chez la plupart des couples mère-enfant. Cependant, tous les chemins mènent à Rome. C'est en expérimentant et en observant ce qui vous convient, à vous et à votre bébé, que vous trouverez votre voie.

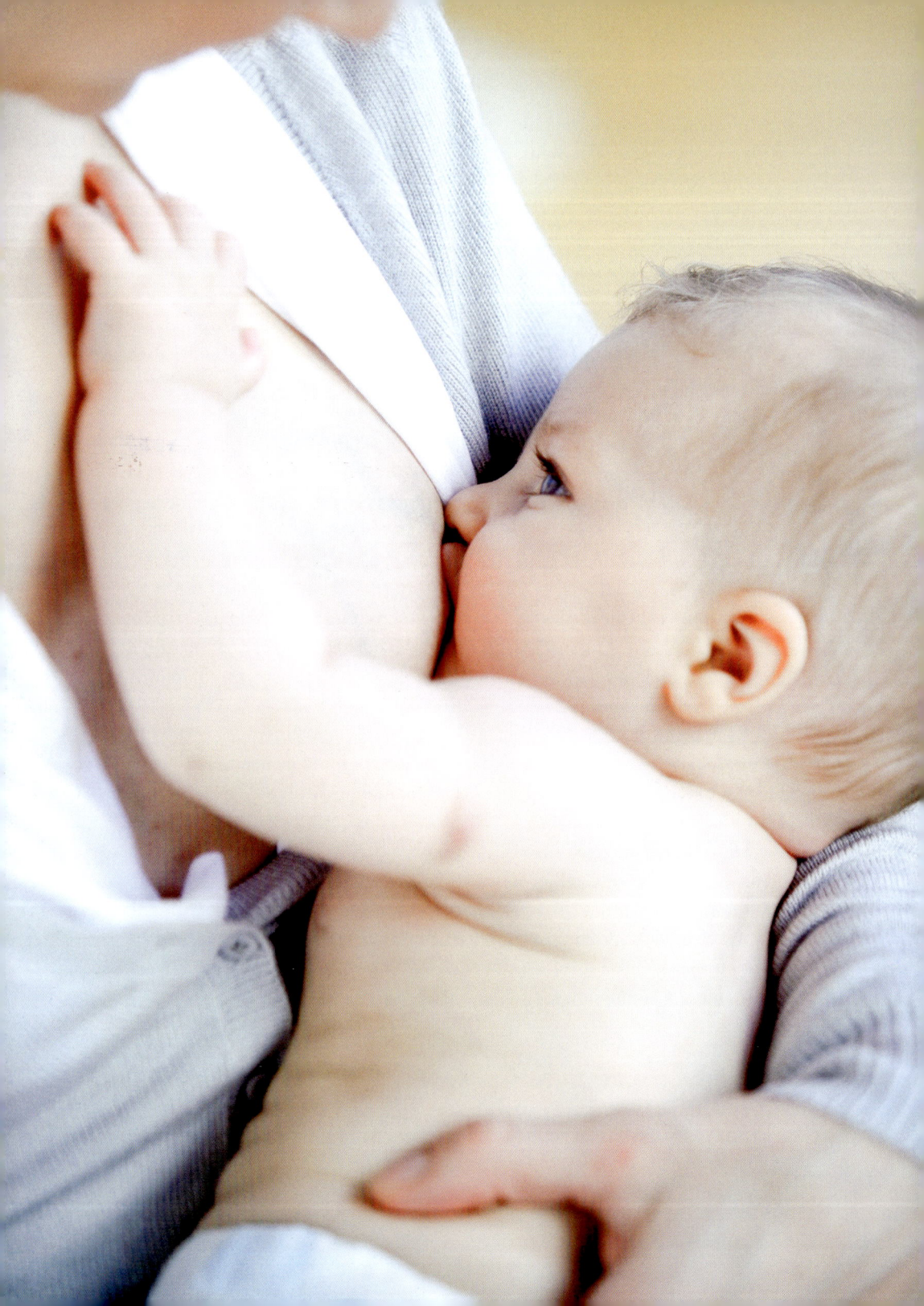

# LE DÉBUT DE L'ALLAITEMENT

MAMAN ET BÉBÉ ONT TOUTES LES CARTES EN MAIN POUR MENER À BIEN L'ALLAITEMENT. UNE PÉRIODE D'APPRENTISSAGE ET DE DÉCOUVERTE MUTUELLE EST NÉANMOINS NÉCESSAIRE. DÉCOUVREZ DANS LES PAGES SUIVANTES TOUT CE QUE VOUS DEVEZ SAVOIR POUR COMMENCER EN DOUCEUR.

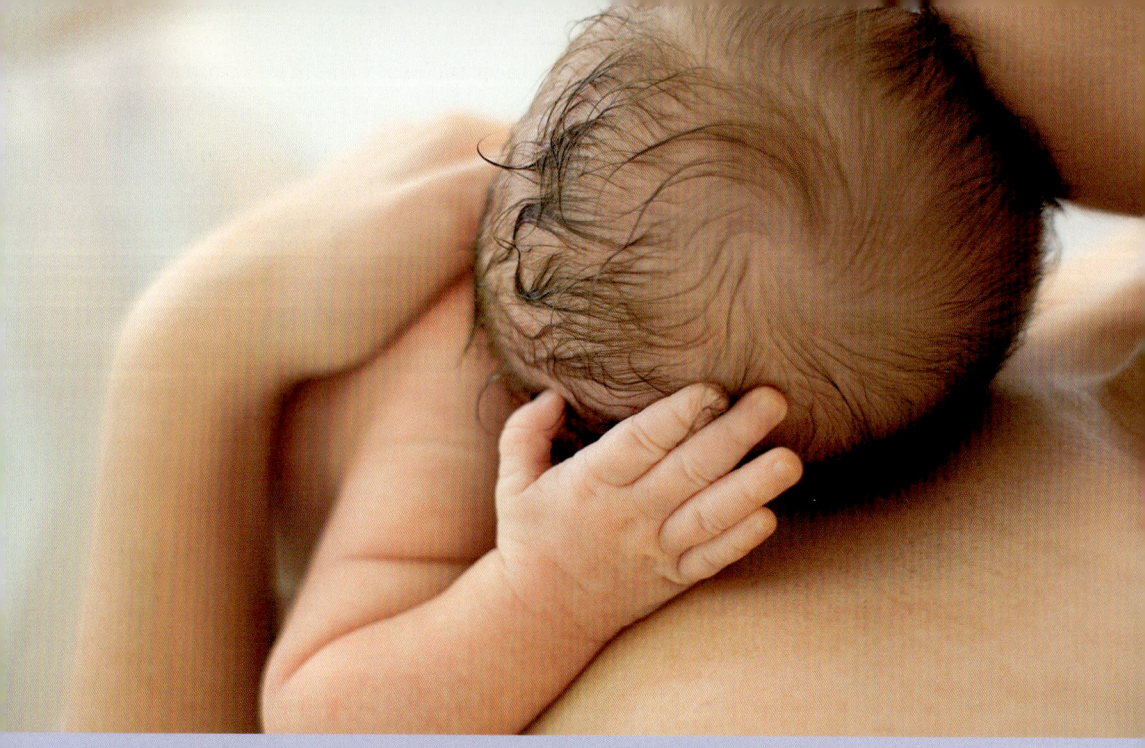

# LES PREMIÈRES HEURES ET LES PREMIERS JOURS

La rencontre avec votre bébé restera un souvenir inoubliable. Cet enfant que vous avez attendu neuf mois est là : vous pouvez enfin le prendre dans vos bras, l'examiner sous toutes les coutures, rire de ses petits bruits et le sentir. Peu à peu, vous faites connaissance. Beaucoup de femmes ressentent un grand soulagement et un immense bonheur dans les heures qui suivent l'accouchement. Spontanément, elles se mettent à aimer leur bébé. D'autres ont besoin de plus de temps et ne découvrent leurs sentiments maternels intenses que plus tard.

## Bébé est là !

Vous aurez peut-être envie de prendre vous-même votre enfant dans les bras ou peut-être préférerez-vous attendre un peu. Il se peut aussi que la sage-femme le pose sur votre ventre, le sèche et vous couvre tous les deux. Un éclairage tamisé, du calme et de l'intimité, c'est tout ce qu'il vous faut. Le papa ou une autre personne de confiance sont les bienvenus. Vous avez simplement besoin de tranquillité et de temps avec votre bébé. Dans sa première heure de vie, le nouveau-né est attentif à son nouvel environnement. Il est surtout fasciné par votre visage. Vous vous sentez et apprenez à vous connaître. Votre bébé vous dévore des yeux. Il est apaisé par le son de votre voix qui lui est familier, sent votre odeur et vous découvre.

## Le peau à peau dès la naissance

Les processus physiologiques qui se mettent en place chez vous et votre enfant font que vous êtes prêts à vous rencontrer. Dans l'idéal, le peau à peau ne doit pas être interrompu pendant au moins une ou deux heures ou jusqu'à la première tétée.

Sur vous, votre enfant profite de votre chaleur et n'a pas froid. La maman et le bébé libèrent des hormones qui stimulent la lactation et renforcent leur attachement mutuel. Par ailleurs, grâce à ce contact physique, il n'est pas exposé dès ses premiers instants à des bactéries étrangères, mais aux germes présents dans son environnement familial, contre lesquels votre lait fabrique des anticorps, ce qui a pour effet de renforcer son système immunitaire.

Pendant les différents examens médicaux ou que l'on vous recoud une éventuelle épisiotomie, rien n'empêche votre bébé de rester sur vous. Tous les examens de routine, comme la pesée, le mesurage,

ou même l'habillage peuvent attendre. Si la salle d'accouchement doit être rapidement libérée, on pourra vous déplacer en laissant votre bébé sur vous. On fera bien sûr exception si votre enfant a besoin d'une prise en charge médicale immédiate.

### Tout reste possible

Le contact peau à peau à la naissance n'est pas toujours possible et suffisant. Si l'on essaie d'emmener votre bébé, il faut que vous ou votre conjoint exigiez qu'on vous le laisse. Il est également possible que vous ne soyez pas en mesure de le garder contre vous. Si les premières heures ne sont pas conformes à ce que vous aviez imaginé, il est tout à fait compréhensible que vous ressentiez une certaine tristesse. Mais tout n'est pas perdu pour autant. Vous pourrez à tout moment vous rattraper et passer tout le temps qu'il faudra en peau à peau avec votre bébé. La relation qui vous unit va évoluer jour après jour à mesure que vous le caresserez avec tendresse et prêterez attention aux signaux qu'il vous envoie.

## La première tétée

Que va-t-il se passer la première fois que votre bébé va téter ? Pour certaines femmes, la première tétée est une expérience bouleversante et leur instinct maternel est spontanément très fort. Pour d'autres, la première mise au sein ne se fait pas sans peine ou est douloureuse,

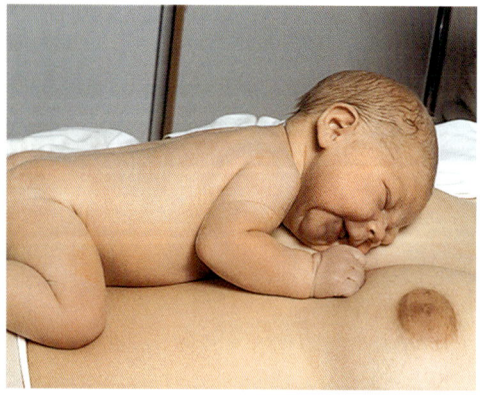

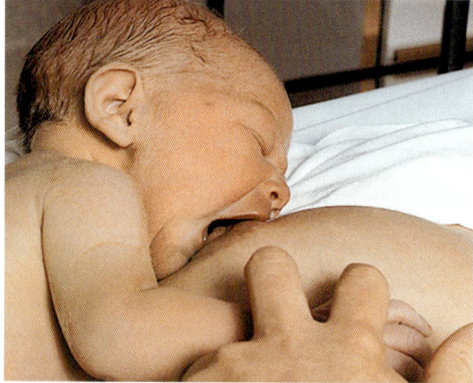

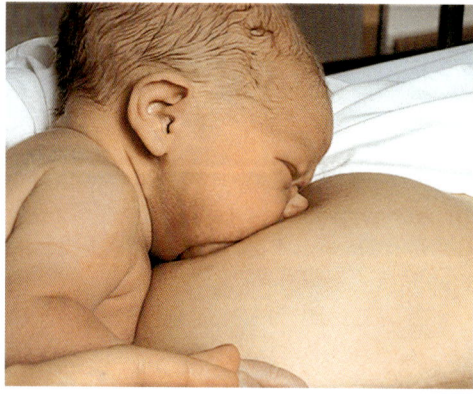

Le bébé qui vient de naître peut trouver le sein tout seul : il rampe jusqu'au sein, cherche le mamelon et commence à téter. Il a besoin de beaucoup de temps pour y arriver.

ce qui peut être difficile à vivre. La raison en est souvent que le bébé n'ouvre pas suffisamment la bouche. Mais vous pouvez y remédier progressivement. La première mise au sein peut se passer de différentes manières. L'initiative peut venir du bébé ou de la maman.

## Le bébé cherche le sein seul

Les nouveau-nés sont capables de trouver le sein de leur propre initiative. Beaucoup de mères en font l'expérience pour autant qu'on laisse le bébé le temps qu'il faut sur le ventre – au moins une heure. Dans les minutes qui suivent sa naissance, il a besoin d'une petite pause pour reprendre son souffle et se détendre. Ses mains sont relâchées, ses pieds et sa bouche restent immobiles, ses yeux sont fermés. Mais cela ne dure pas. Bientôt, le nouveau-né s'éveille. Guidé par l'odeur de sa mère, il commence à remuer légèrement ses bras, ses jambes et ses épaules, et essaie de tourner la tête. Progressivement, il devient de plus en plus actif. Il pousse sur ses jambes, commence à chercher avec sa bouche et rampe peu à peu en direction de la poitrine de sa mère. Ce faisant, il fait des pauses de temps en temps. En effleurant le sein, sa petite main déclenche les hormones de l'allaitement. Il cherche le mamelon avec sa bouche et le sonde. Il soulève légèrement la tête et la tourne d'un côté et de l'autre en ouvrant grand sa bouche. Il déploie beaucoup d'efforts, fait plusieurs tentatives et a besoin de temps. La maman l'aide parfois spontanément. Quand le bébé est prêt, il laisse tomber sa tête sur le sein et commence à téter. Cette première tétée peut durer plusieurs minutes. Il relâche ensuite le sein lui-même. Deux heures environ après leur naissance, la plupart des bébés tombent dans un profond sommeil.

La position sur le ventre est la seule dans laquelle un nouveau-né est capable de mouvoir son corps et sa tête de manière à pouvoir trouver le sein de sa mère tout seul. Il y arrivera mieux si aucun analgésique n'a été administré à la mère pendant l'accouchement. Si on le laisse faire, sa succion sera plus agréable et plus efficace.

## Petit coup de pouce

Certaines circonstances ne permettent pas au bébé de trouver le sein lui-même. S'il n'y est pas parvenu au bout d'une heure environ, vous pouvez l'aider. Le meilleur moment, c'est quand vous repérez des signes d'activité, qu'il bouge et cherche avec sa bouche. Il ne sert à rien de tourner sa tête vers votre sein tant qu'il n'est pas prêt ▶ page 37. Votre sage-femme vous aidera à trouver une position confortable. Vous pouvez aussi l'allaiter allongée sur le dos. Installez-le sur votre ventre de sorte que sa bouche soit proche de votre mamelon. S'il ne trouve pas le sein tout seul, vous pouvez soutenir légèrement son front avec votre main. Si vous avez accouché sur une chaise d'accouchement ou dans l'eau, vous voudrez peut-être rester assise. Dans ce cas, la position en berceuse (aussi appelée position de la Madone) sera la mieux indiquée ▶ page 38.

Il est possible que votre bébé vous montre qu'il n'est pas prêt à téter : il se met à pleurer, a l'air fatigué ou dort profondément. Ne soyez pas déçue. Il n'y a aucune raison de vous inquiéter. Gardez votre bébé auprès de vous et réessayez plus tard.

## Allaiter après une césarienne

Ce n'est pas parce que l'on accouche par césarienne que cela devrait changer quelque chose à l'allaitement. Les clés du succès ? Le peau à peau et les tétées fréquentes. Les femmes qui savent à l'avance qu'elles accoucheront par césarienne ont le temps de s'y préparer. Lorsque l'opération n'était pas prévue, certaines l'acceptent intérieurement, d'autres sont submergées par l'événement et ont du mal à se résoudre à l'idée qu'elles n'accoucheront pas par voie basse. Ces sentiments ont besoin de s'exprimer.

Certaines maternités autorisent le peau à peau après une césarienne dès la salle d'opération. Avec une anesthésie péridurale, vous pourrez vivre pleinement la naissance de votre enfant. Vous le sentirez contre votre poitrine pendant que l'équipe médicale termine les soins. Il se peut qu'il se mette à téter immédiatement, mais la péridurale peut aussi retarder sa première tétée.

Après une anesthésie générale, vous mettrez plus de temps à vous réveiller complètement. Dans ce cas, le papa peut se charger d'accueillir votre bébé et le coucher contre son torse nu. La plupart du temps, le nouveau-né n'a pas soif et peut attendre que vous vous réveilliez. Vous pouvez procéder à la mise au sein en salle de réveil si vous avez retrouvé tous vos sens ou dans votre chambre ▸ pages 48–49. Les quantités minimes

**Même après une césarienne, le bébé peut profiter du contact de la peau de sa maman.**

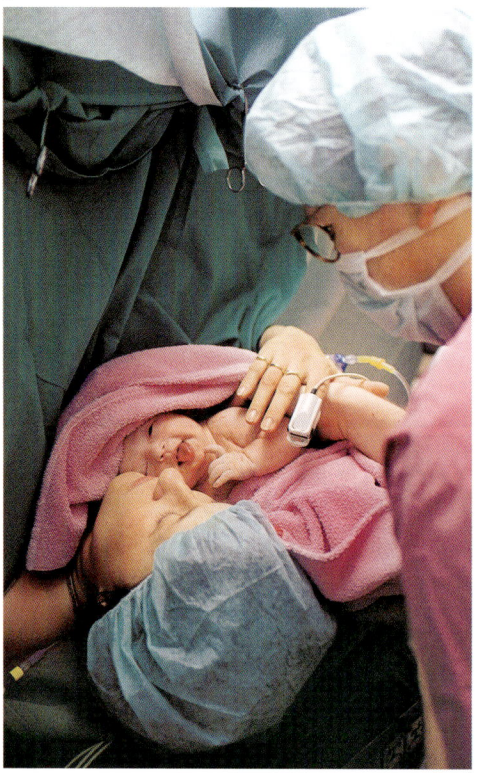

d'anesthésiant qui sont passées dans le lait maternel ne peuvent pas nuire à votre enfant. La première mise au sein se fera dès que possible en fonction de la nature de l'anesthésie, et de l'état de la maman et du bébé. Ces facteurs sont très variables.

## Les suites de couches

Une fois que vous aurez bien profité de votre bébé et que celui-ci aura tété, il va être mesuré, pesé, lavé, et, éventuellement, baigné et habillé. Dans les premiers jours, il est conseillé de ne pas baigner un nouveau-né, mais de se contenter d'une toilette. De votre côté, préférez les savons ou les gels douches sans parfum et n'utilisez que de l'eau sur votre ventre et votre poitrine. Votre odeur et les restes de liquide amniotique aideront votre bébé à téter. Le trajet jusqu'à votre chambre sera pour lui son premier voyage dans un monde totalement inconnu.
Où pourrait-il se sentir mieux que dans vos bras ou contre votre peau ? Il sera examiné à votre arrivée. Il peut l'être dans votre chambre. Rien ne justifie qu'il soit séparé de vous, ce qui lui évitera par ailleurs d'être mis en contact avec trop de germes étrangers.
Vous trouverez plus loin des conseils pour le retour à la maison ▸ page 47.

## Si tout ne se passe pas comme prévu

Il arrive que tout ne se passe pas de manière idéale et que des complications se présentent : césarienne en urgence, transfert du bébé dans un autre établissement, procédures hospitalières compliquées, etc.

Si vous devez être séparée de votre enfant pour raisons médicales, vous devez être écoutée et soutenue dans ces circonstances difficiles. Une photo de votre bébé vous sera très précieuse. Vous pourrez bientôt le sentir contre votre peau. Privilégiez le contact direct dès que possible et autant que possible : parlez-lui, expliquez-lui ce qu'il s'est passé, caressez ses petons et ses menottes. Si vous ne pouvez pas commencer l'allaitement immédiatement ou dans les premières heures après la naissance, commencez à tirer votre lait dans les six heures suivant l'accouchement, d'abord manuellement ▸ page 50, puis avec un tire-lait ▸ page 89. Demandez à être accompagnée dans la mise en place de la lactation.

## Les premiers jours

Votre tout-petit a une capacité impressionnante à s'imprégner du monde qui l'entoure et à apprendre. Au début, ce sont les réflexes du bébé et de la mère qui permettent d'instaurer l'allaitement. Puis chacun acquiert et répète un comportement. L'allaitement sera d'autant plus facile que vous vous y entraînerez aussi tôt et souvent que possible. Allaiter dans les conditions optimales permettra à votre bébé d'apprendre à bien téter dès le début. Évidemment, il est normal qu'il y ait des hauts et des bas les

premiers jours. Certaines tétées se passent mieux que d'autres.

## Le contact peau à peau durant les suites de couches

Passez le plus de temps possible avec votre bébé nu contre votre peau et tout sera plus simple. Il sera plus éveillé et plus actif, et vous sentirez plus instinctivement ce dont il a besoin. Le contact peau à peau est presque un « remède miracle » pour de nombreux problèmes. C'est la raison pour laquelle nous vous invitons à privilégier le peau à peau autant que possible tout au long de ce livre. La plupart des mères et des nouveau-nés aiment le contact physique. Votre bébé appréciera que vous le préveniez que vous voulez lui faire un câlin et lui laissiez du temps. Il pourra alors exprimer son accord ou, quelques

## INFO

**COMMENT COMMENCER ?**

L'objectif n'est pas que chaque tétée soit parfaite dès le début, mais de multiplier les occasions d'apprentissage. Il est important de mettre l'enfant au sein le plus souvent possible dès la naissance. Les tétées seront plus agréables pour vous, et votre bébé aura tout le lait dont il a besoin.

fois, vous faire comprendre qu'il veut tout autre chose.

Plus rarement, la mère constate qu'elle ne se sent pas à l'aise avec le contact physique. Elle est la seule à en connaître la raison. Il est aussi possible qu'elle n'en ait pas encore clairement conscience. Dans ce cas, elle pourra rester auprès de son enfant tout en le gardant habillé.

### Le peau à peau en pratique

Vous profiterez d'autant plus du temps passé en peau à peau avec votre bébé que vous serez confortablement installée, assise ou couchée, soutenue par des coussins. Enfilez une chemise ou une veste à boutons pour ne pas avoir froid aux épaules. Il n'est pas nécessaire de porter un soutien-gorge les premiers jours. Gardez le dos de votre bébé au chaud avec une couverture. La couche n'est pas obligatoire. Si vous avez l'intention de ne le garder que quelques instants contre vous, une gigoteuse à manches ou une couverture sera plus pratique.

Pour autant qu'ils soient couverts, même les bébés de petit gabarit ou prématurés ne se refroidissent pas quand ils sont en peau à peau avec leur mère. Cela n'arrive que si une couche de tissu est placée entre les deux ou si le contact physique est rompu.

## Pourquoi allaiter si souvent ?

Dans les pages suivantes, nous décrivons les pratiques qui ont fait leurs preuves auprès de nombreuses mères, même si celles qui procèdent autrement réussissent aussi leur allaitement. Pourquoi sont-elles si efficaces ? En mettant fréquemment votre bébé au sein dès sa naissance, il lui est plus facile de s'entraîner aux mouvements de succion, car vos seins sont encore souples du fait qu'ils ne sont pas encore pleins. Il a accès à une plus grande quantité de lait, tout en stimulant la lactation plus fortement et plus précocement. Cela prévient les crevasses des mamelons, l'ictère du nouveau-né et l'engorgement des seins. La montée de lait se fait en douceur, puis la lactation est abondante et perdure sans baisser de régime. Le bébé perd moins de poids à la naissance et grossit ensuite plus rapidement. En mettant votre enfant au sein plus souvent au cours des premiers jours, vous vous faciliterez la vie pour la suite. De plus, en gardant votre bébé près de vous, vous pourrez déceler les signes qu'il vous envoie et l'allaiter au moment le plus propice. Vous mettrez ainsi toutes les chances de votre côté pour que la tétée soit efficace et agréable.

## Quand allaiter : les signes de faim

Le nouveau-né dit lui-même quand il veut téter. C'est une chance qu'il faut savoir saisir ! Inutile d'établir un planning.

Répondez plutôt aux signes qu'il vous envoie en le mettant au sein :

- Il bouge rapidement les yeux, même à moitié endormi, et fronce les sourcils.
- Il tourne la tête de gauche à droite.
- Il s'agite et gémit doucement.
- Il lèche ses lèvres, et fait des mouvements et des bruits de succion.
- Il tire la langue.
- Il porte la main à la bouche.

Si vous ne mettez pas votre petit au sein immédiatement, il fera très vite entendre son mécontentement et se mettra à pleurer quelques minutes plus tard. Les pleurs sont un signe tardif de faim. Il est beaucoup plus difficile de calmer un bébé qui pleure en le mettant au sein que de le nourrir dès les premiers signes de faim.

Au cours des 24 premières heures, chaque tétée sera probablement très courte. Votre bébé absorbera chaque fois un peu de colostrum (premier lait) – environ une demi-cuillère. Si vous offrez le sein à votre bébé à chaque fois qu'il émet des signes de faim ou si vous le réveillez en douceur pour l'allaiter, vous pourrez certainement atteindre le rythme de huit tétées ou plus par 24 heures dès son premier jour.

Il arrive toutefois qu'on ne parvienne pas à réveiller son bébé, par exemple après un accouchement particulièrement difficile, en raison de l'anesthésie administrée pendant l'accouchement ou parce que la maman est épuisée et ne réussit à donner le sein que trois ou quatre fois au cours des premières 24 heures.

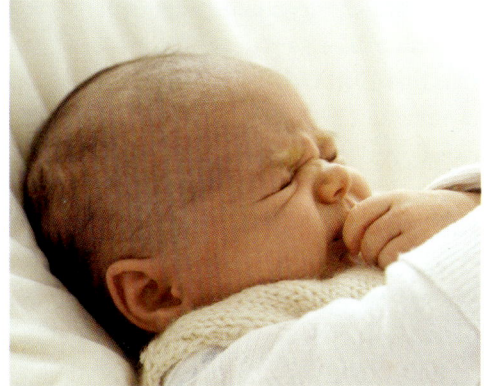

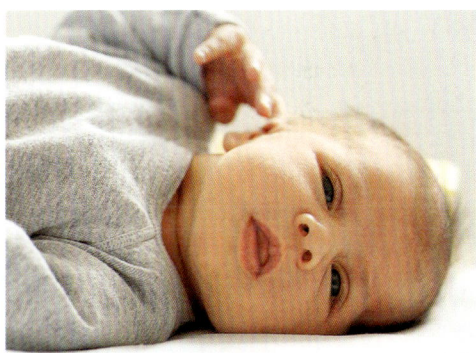

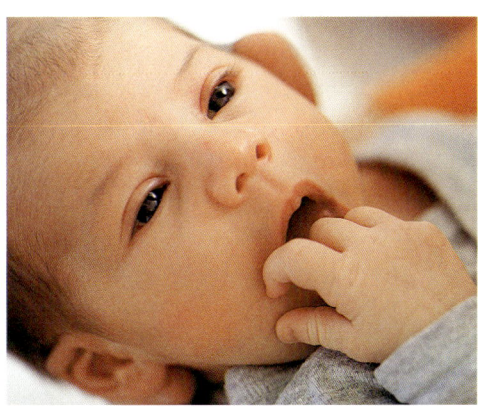

**Les signes de faim : bébé fronce les sourcils, lèche ses lèvres et porte sa main à la bouche. Traduction : il veut téter.**

Dans ce cas, vous pouvez augmenter le rythme des tétées dès que vous serez tous deux prêts à le faire. Le deuxième jour, la poitrine a l'avantage d'être encore souple, car elle n'est pas encore pleine. Votre bébé aura plus de facilité à la prendre en bouche.

## Soyez attentive

Les signes envoyés par votre bébé sont discrets. Ils sont certes clairs, mais vous ne pourrez les repérer que si vous y prêtez attention sans vous laisser distraire. Votre allaitement commencera sous les meilleurs auspices si vous n'êtes pas dérangée par les visites (hormis le papa), le téléphone portable ou la télévision – ou si vous limitez au minimum ces éléments perturbateurs.

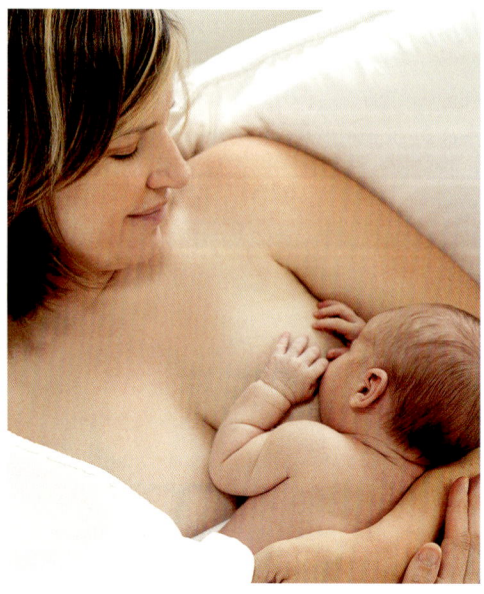

Dans la position semi-assise, le bébé peut prendre le sein tout seul.

# Mise au sein et positions d'allaitement

Pour allaiter votre enfant, vous pouvez adopter différentes positions. L'expérience permet d'identifier les détails auxquels il faut prêter attention, même s'il existe des variantes individuelles. Dans la pratique, tout est beaucoup plus rapide et plus simple que nos explications pourraient le suggérer. Avec le temps, chaque couple mère-enfant trouve sa propre voie. Il choisit la solution qui lui convient le mieux parmi toutes les possibilités, parfois très différentes. Si l'une d'entre elles ne fonctionne pas, il peut en essayer une autre. Il est également possible de changer de position.

## Vêtements et confort

Dans les premiers jours ou en cas de problème, la mise au sein sera facilitée si vous ne portez pas de soutien-gorge et si votre bébé est nu ou très légèrement vêtu. Les couches de vêtement de maman ajoutées à la gigoteuse et au bonnet de bébé rendent les choses beaucoup plus difficiles. Bien sûr, vous pourrez allaiter habillée par la suite.

Au début, vous devez tout faire pour être détendue et confortablement installée. Pour vous y aider, placez des coussins derrière votre dos ou sous vos bras. Vous pouvez aussi utiliser un coussin d'allaitement, un repose-pieds ou une couverture roulée.

## Position semi-assise

Si vous êtes détendue, vous pouvez laisser votre enfant prendre le sein lui-même – pas seulement après l'accouchement ▸ page 28, mais aussi dans les premiers temps. Vous êtes ni allongée ni assise, mais dans une position intermédiaire. Utilisez des coussins pour vous soutenir ou régler le lit d'hôpital à votre convenance. Votre bébé peut être nu ou légèrement habillé. Découvrez votre poitrine et posez votre bébé à plat ventre sur vous, dans le sens que vous voulez. Tout son buste est allongé. Son propre poids assure son équilibre. Vous pouvez cependant le soutenir un peu sous la plante des pieds. Ensuite, prenez votre temps, changez éventuellement de position, observez ce qu'il se passe et, si nécessaire, aidez votre bébé. Laissez-vous guider par votre instinct. Dans cette position, beaucoup de bébés arrivent à attraper le sein après quelques tentatives, parfois même sans se réveiller complètement. Si cette position vous convient, vos tétées seront on ne peut plus simples.

## Mise au sein active

L'initiative de la mise au sein peut aussi venir de vous, soit parce que vous le souhaitez, soit parce que la situation l'exige. Les réflexes innés de votre bébé sont également de la partie.

- Lorsque votre bébé semble avoir envie de téter ▸ pages 32–33, mettez-le dans la position souhaitée.

- Les premiers jours, vous pouvez préalablement masser délicatement vos seins afin de les assouplir et de faciliter l'écoulement du lait ▸ page 50.

- Le visage et le ventre de votre bébé sont tournés vers vous, son buste est blotti contre le vôtre et ses mains entourent votre sein. Vous le tenez sans le poser sur un coussin (d'allaitement). Ayez tout de même un coussin à disposition pour soulager votre bras par la suite.

- Votre pouce et votre index forment un L et maintiennent la tête de votre bébé, sans exercer de pression, à la base de son crâne – pas à l'arrière de la tête ni dans sa nuque.

- Placez votre bébé de sorte que votre mamelon se trouve en face ou juste en dessous de son nez. Le cas échéant, réajustez sa position. Sa tête est légèrement inclinée vers l'arrière.

- Dès que le sein effleure la zone de la bouche, le réflexe d'ouverture de cette dernière s'active. Attendez que votre bébé ouvre grand la bouche de lui-même, comme pour bâiller.

- Rapidement, attirez votre enfant vers votre sein d'un geste décidé en le faisant glisser sur votre avant-bras. Sa lèvre inférieure remue.

- Votre bébé sent votre sein dans sa bouche et commence à téter.

- Servez-vous de votre avant-bras et de la base de votre pouce pour plaquer son buste et ses épaules contre vous.

35

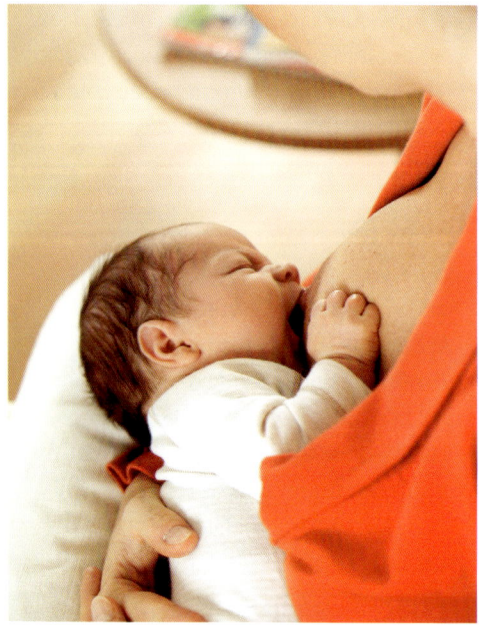

De cette manière, il est bien serré contre votre corps et reste stable.

• Vous pouvez ensuite caler un coussin ou une serviette de toilette roulée sous votre bras pour plus de confort.

Répétez ces étapes si nécessaire. Le plus important est de faire preuve de patience et de guetter le bon moment.

### La prise en C pour bien soutenir le sein

Les femmes à la poitrine ferme et aux mamelons saillants n'ont pas besoin de soutenir leurs seins pendant les tétées. Les autres s'en sortiront mieux en leur donnant un petit coup de main.

La prise en C est conseillée pour toutes les positions d'allaitement. Votre index doit se trouver à 5 cm de la pointe du sein, l'annulaire et le petit doigt reposant sur la cage thoracique. Le pouce repose légèrement sur le dessus du sein, à la même distance du mamelon. Une douce pression des doigts vous permet de faire pointer votre sein. Si vos seins sont petits, prenez-les le plus près possible de la base (vous devez sentir vos côtes). S'ils sont volumineux, prenez-les de sorte à maintenir une distance suffisante entre vos doigts et vos mamelons. Il ne faut que légèrement soulever le sein afin qu'il garde une position naturelle. Vous pouvez tourner le C formé par vos doigts de façon à ce qu'ils soient plus ou moins parallèles à la bouche de votre enfant.

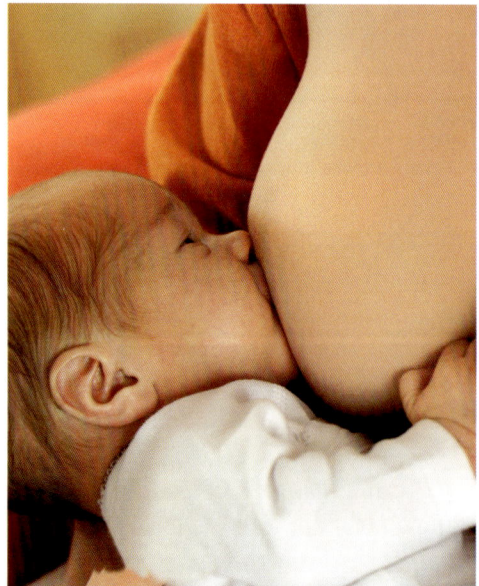

**Effleurez la bouche de votre bébé avec votre mamelon et attendez qu'il l'ouvre bien. Rapprochez ensuite ses épaules vers vous.**

## La position en ballon de rugby

La position en ballon de rugby convient au tout début et aux enfants qui ont des difficultés à prendre le sein. Elle a pour avantage de permettre de placer l'enfant face au sein avec plus de précision et de bien voir sa bouche. Voici comment procéder pas à pas : asseyez-vous confortablement avec un coussin placé derrière votre dos pour laisser de la place aux jambes de votre bébé derrière vous. Vous pouvez aussi appuyer vos pieds sur un tabouret bas ou un repose-pieds. Pliez légèrement les jambes et inclinez-vous vers l'avant. Le corps légèrement recourbé de votre enfant se love contre votre buste, soutenu par votre avant-bras gauche. Son nez est en face de votre mamelon. Tenez sa tête à la base du crâne sans appuyer.

Saisissez ensuite votre sein gauche de votre main droite avec une prise en C et attirez doucement votre bébé vers votre sein.

## Allaiter allongée

Dès que le bébé prend facilement le sein, la position allongée sur le côté est très confortable pour se reposer ou si la position assise est encore douloureuse. Allongez-vous confortablement sur une surface plane, sur le flanc, les jambes légèrement repliées, le dos soutenu par une couverture roulée et un petit coussin ferme sous la tête. Si vous êtes dans un lit d'hôpital, baissez complètement la tête du lit. Posez votre épaule sur le matelas. N'appuyez pas votre tête sur votre coude au risque de vous engourdir rapidement.

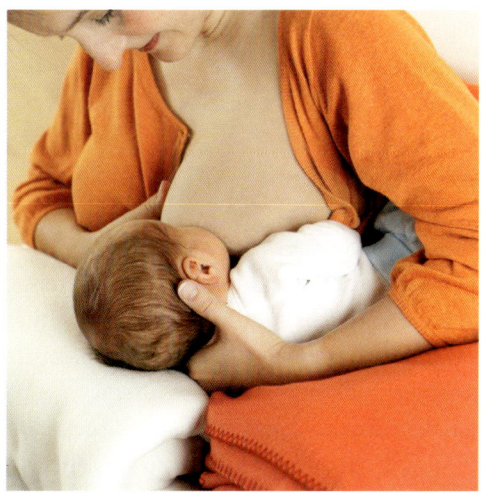

**Position en ballon de rugby : votre pouce et votre index rejoignent les oreilles de bébé, dont le dos repose sur votre avant-bras.**

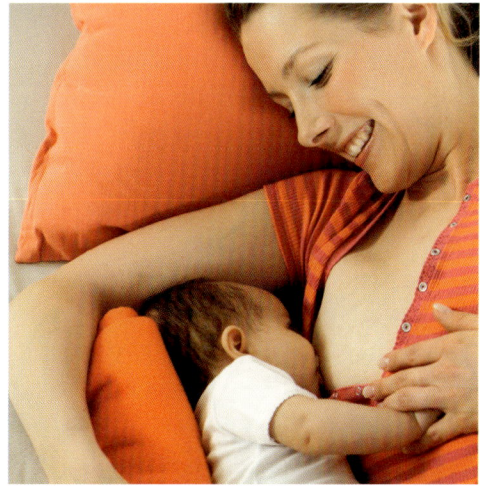

**Maman et bébé sont allongés ventre contre ventre.**

Allongez votre enfant contre vous, également sur le côté, et placez aussi une couverture roulée derrière son dos jusqu'aux épaules pour qu'il puisse incliner sa tête vers l'arrière. Son nez doit se trouver en face de votre mamelon. Si votre bébé remonte et se retrouve avec sa bouche en face de votre mamelon, redescendez-le un peu. Posez votre avant-bras droit sur le lit, légèrement fléchi. Il vous aidera à rapprocher votre bébé de votre sein le moment venu. Si vous n'avez pas besoin de tenir votre sein, vous pouvez mettre votre bébé au sein de la main gauche. Pour changer de sein, tenez votre bébé contre votre ventre et retournez-vous lentement sur le dos, puis sur l'autre côté.

## La position de la Madone

La position de la Madone ou position en berceuse est la position la plus fréquemment adoptée par les mamans. Elle est pratique et peut être utilisée partout. Voici comment procéder pas à pas : asseyez-vous confortablement avec votre bébé et allongez-le sur votre avant-bras droit. Sa tête doit presque reposer dans le creux de votre coude ou un petit peu plus bas. Votre bébé doit être allongé sur le côté, son ventre contre le vôtre, blotti contre vous, sous le sein gauche ou plus incliné, et reposer sur la cuisse gauche. Soutenez sa cuisse droite (ou ses fesses) avec votre main droite. Si nécessaire, soutenez votre sein droit avec une prise en C de la main gauche.

Mettez votre bébé au sein ▸ **page 35.** Glissez ensuite un coussin sous votre bras pour vous soulager. Pendant toute la durée de la tétée, votre avant-bras vous permet de garder votre tout-petit contre vous, y compris au niveau des fesses. Cette position est parfaite si votre bébé prend facilement le sein.

## Position de la Madone – Variante

Il existe des variantes des positions d'allaitement classiques. Dans la variante de la position de la Madone, votre bébé est placé devant votre buste et maintenu par votre avant-bras, tandis que vous placez la base de votre pouce au niveau de ses épaules. Cette position est souvent très pratique les premiers jours ▸ **page 39 (photo).** Si nécessaire, servez-vous de votre main gauche pour soutenir votre sein gauche. Une fois que votre enfant commence à téter, vous pouvez, si vous le souhaitez, relâcher doucement le sein et enlacer votre enfant avec votre bras.

## Prise du sein avec la lèvre inférieure en premier

Si votre bébé n'ouvre pas suffisamment la bouche et/ou ne parvient pas à prendre assez de tissu autour du mamelon, vous pouvez essayer cette variante : asseyez-vous sur une chaise, le dos confortablement appuyé contre le dossier. N'utilisez pas de coussin. Pour donner le sein gauche, tournez votre bébé vers vous, contre votre ventre, le corps sous votre sein droit. Soutenez son dos avec votre avant-bras droit et ses épaules avec la base de votre pouce. Le pouce et l'index de votre main droite vont d'une oreille à l'autre sans appuyer. Ils ne doivent pas toucher les joues ni l'arrière de la tête. Le poids de la tête repose sur votre index, celle-ci pouvant s'incliner librement vers l'arrière. Ne tenez pas votre sein. Présentez-le à votre enfant de manière à ce que son nez se trouve en face du mamelon. Rapprochez-le ensuite jusqu'à ce que son menton et sa lèvre inférieure soient plaqués et « bloqués » contre le sein à environ deux doigts du mamelon, puis attendez qu'il ouvre la bouche. Sa lèvre inférieure ne doit pas bouger. La lèvre supérieure se pose au-dessus du mamelon dans un mouvement de va-et-vient. Votre bébé prend le mamelon dans sa bouche, en le recourbant éventuellement un peu. Si besoin, vous pouvez l'aider avec votre pouce gauche.

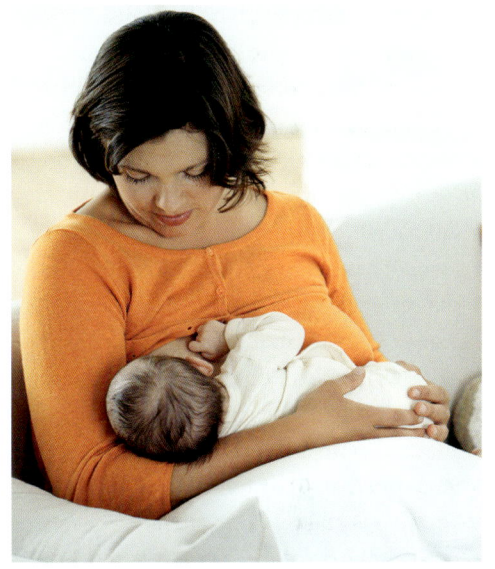

### Allaiter avec une poitrine très généreuse

Si votre poitrine est particulièrement généreuse, expérimentez les positions en les adaptant à vos besoins. Dans la position semi-assise ▸ page 35, vous serez sans doute plus à l'aise en inclinant le corps de votre bébé. Si vous allaitez sur une chaise, observez comment votre poitrine retombe naturellement et placez votre enfant devant le mamelon en conséquence. Le haut de votre bras maintient le sein sur le côté afin que, dans la mesure du possible, il n'appuie pas sur la cage thoracique de votre bébé.

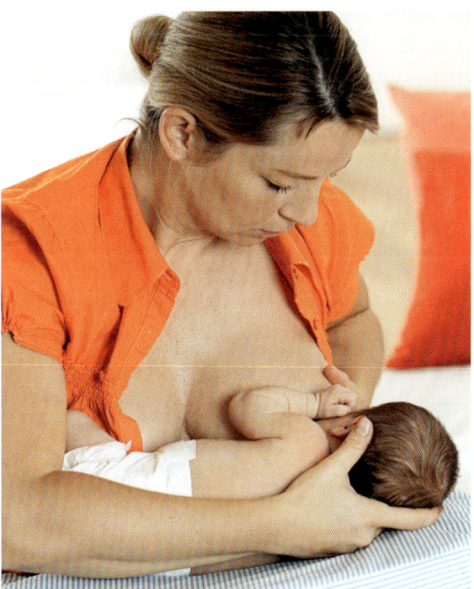

**Dans la position de la Madone, bébé et maman sont ventre contre ventre, la tête de l'enfant reposant dans le creux du coude de sa mère. Dans la variante de la position, elle soutient ses épaules avec sa main.**

# Petits changements, grands effets

Lorsque se présentent des problèmes, vérifiez que vous n'avez pas commis l'une des erreurs fréquentes décrites ci-dessous et essayez de rectifier le tir.

## Mise au sein

- Devant le sein, votre bébé tourne sa tête de droite à gauche et n'arrive pas à téter ? Ce « hochement de tête » est en fait un réflexe de fouissement inné qui ne portera pas ses fruits si vous allaitez en position de la Madone. Pour que votre bébé trouve tout seul votre sein grâce à son réflexe de fouissement, vous devez vous pencher en arrière et le poser à plat ventre sur votre buste ▶ page 35.
- Si vous tenez votre sein comme une cigarette, votre mamelon et votre aréole sont pris entre votre index et votre majeur. Avec la prise en C ▶ page 36, vos doigts ne gênent pas votre bébé, qui peut saisir le sein plus facilement.
- Vous faites bien la prise en C, mais vos doigts sont placés trop près du mamelon et ne sont pas parallèles à la bouche. Pour corriger cette erreur, éloignez les doigts du mamelon et placez-les parallèlement à la bouche de votre bébé.
- Quand vous pliez le poignet, la tête de votre enfant glisse vers le bas. Si vous le plaquez contre votre sein en appuyant derrière sa tête, il aura tendance à se cabrer. Il préfère pouvoir bouger sa tête librement, mais apprécie d'être bien tenu au niveau des épaules.

- Si vous essayez sans succès d'insérer votre mamelon dans la bouche de votre bébé, inversez le mouvement : attirez votre bébé vers votre sein.
- Si la bouche de votre enfant est en face de votre mamelon, faites-le un peu descendre de sorte que son nez soit placé en face du mamelon.
- Le menton de votre enfant est abaissé en direction de sa cage thoracique ? Pour bien téter, il est préférable que son nez soit placé en face du mamelon au moment de la mise au sein et que sa tête soit légèrement inclinée vers l'arrière pendant qu'il tète.

## Position d'allaitement

- En position allongée ou en position de la Madone, votre bébé est allongé sur le dos, alors qu'il doit être allongé sur le côté pour prendre correctement le sein.
- Les deux bras de votre bébé se trouvent du même côté du sein ? Devant son ventre ? Pour se tourner complètement vers le sein, ses deux mains doivent être placées de part et d'autre de celui-ci.
- Vos deux corps ne sont pas assez proches l'un de l'autre. Pour que votre bébé puisse téter plus facilement, plaquez ses épaules, son buste et ses hanches contre vous.
- Le sein sort lentement de la bouche de votre enfant ? Glissez un coussin sous votre bras après l'avoir mis au sein.
- Si vous soulevez votre sein lors de la mise au sein et qu'il s'échappe

de la bouche de votre bébé sous l'effet de son propre poids dès que vous le relâchez, laissez le sein pendre naturellement et placez votre enfant en conséquence pour lui permettre de l'attraper.

- Si votre bébé ne tète que le mamelon, rapprochez-le du sein ou recommencez la mise au sein.
- La plupart des bébés n'aiment pas que leurs pieds pendent en l'air, mais préfèrent qu'ils soient soutenus.
- Vous appuyez avec votre pouce sur votre sein pour que votre bébé puisse respirer et le mamelon a tendance à s'échapper de sa bouche. Il est inutile de le faire. Votre bébé respire automatiquement sur le côté par ses narines. Vous pouvez rapprocher ses hanches de vous.
- Vos bras, votre nuque, vos épaules, vos jambes, votre dos et votre bouche sont crispés ? Détendez-vous : le lait s'écoulera plus facilement.

## Est-ce que mon bébé tète bien ?

Sa bouche est grande ouverte et il a une grande partie du sein en bouche – pas seulement le mamelon ! Ses lèvres sont retroussées, son menton est plaqué contre le sein et la pointe de son nez le touche (presque). Sa tête est légèrement inclinée vers l'arrière. Sa langue repose sur sa lèvre inférieure en se creusant en une cuvette oblongue. Vous pouvez voir ses nombreux petits muscles en action.

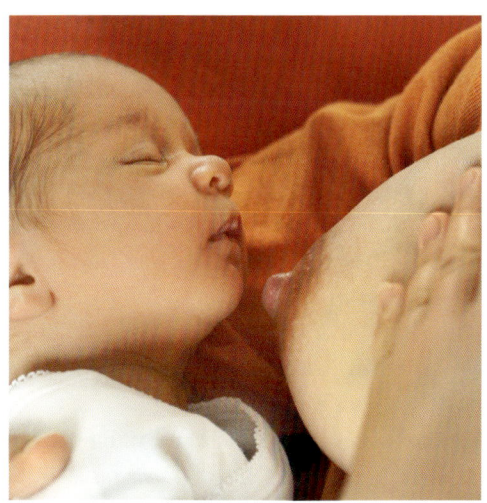

Après la tétée, la bouche de votre bébé est humide, le mamelon est arrondi à son extrémité et le sein est plus souple.

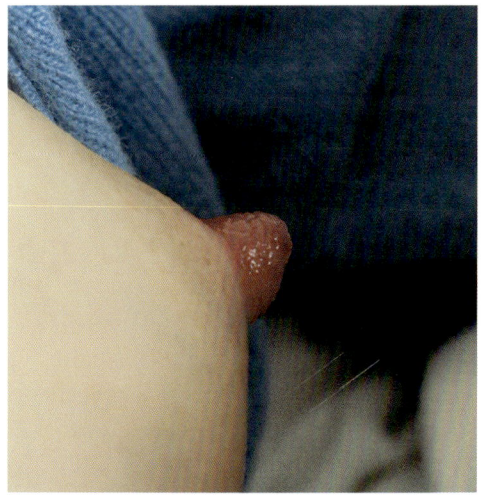

Un mamelon aplati est le signe que le bébé n'ouvre pas la bouche assez grand.

## Quand bébé relâche le sein

Le bref instant où un bébé relâche le sein livre des informations très précieuses à qui sait l'observer.

- Sa langue repose-t-elle sur sa lèvre inférieure ? Forme-t-elle une cuvette ?
- Sa bouche est-elle humide ?
- Le mamelon présente-t-il la même forme arrondie qu'avant la tétée ?
- Votre sein est-il plus souple ?

Si le mamelon prend une forme ovale ou présente un creux, cela signifie que votre enfant ne prend pas assez de tissu autour du mamelon dans sa bouche. Essayez de le mettre au sein en commençant par la lèvre inférieure ▸ page 38.

# Rythme des tétées

Le rythme et la durée des tétées sont influencés par divers facteurs. La plupart des bébés savent parfaitement les réguler.

## Déclencher l'écoulement du lait

Comment votre bébé accède-t-il à votre lait ? Il faut que le réflexe d'éjection du lait ▸ page 15 ait été activé pour que le lait soit acheminé des alvéoles sécrétrices de lait vers les canaux galactophores et que votre tout-petit puisse le boire. Au début de la tétée, il déclenche normalement l'écoulement du lait en effectuant des mouvements de succion très rapides. Il tète ensuite plus lentement et plus intensivement pour boire et avaler. Ces phases s'alternent deux à trois fois par tétée. Mais vous pouvez aussi activer le réflexe d'éjection en massant délicatement vos seins avant la tétée ▸ page 50 ou à l'aide d'un tire-lait ▸ page 89. L'effet sera le même si votre bébé touche vos seins de ses mains ou tète doucement pour le plaisir sans boire.

## Les besoins régulent la quantité

La mère et l'enfant régulent la quantité de lait produite ▸ page 16. Si vous attendez longtemps avant la tétée suivante, vous allez certes produire un peu de lait dans l'intervalle, mais votre corps n'aura reçu aucun nouveau signal déclenchant la sécrétion de lait. Tout ce qui est bu est remplacé.

Si vous êtes attentive et répondez aux signes que vous envoie votre bébé, il devrait recevoir la ration dont il a besoin. Normalement, les besoins du nourrisson régulent la quantité de lait produite. Si vous voulez l'augmenter, sachez que plus la demande sera forte, plus vos seins seront vidés. En d'autres termes, plus votre bébé tétera longtemps et souvent, plus vous produirez de lait.

### Fréquence et durée des tétées

Un nouveau-né tète généralement 8 à 12 fois par 24 heures. Il reste plus longtemps au premier sein avant de passer au deuxième jusqu'à ce qu'il soit rassasié. Cette fréquence ne change pas durant les premières semaines et peut se prolonger pendant six mois.

Un bébé tète de quelques minutes à 20 minutes à un sein, puis un peu moins longtemps à l'autre. La fourchette est large. Les seins ne sont jamais complètement vidés, ce qui n'est d'ailleurs pas nécessaire.

## Le sein et rien que le sein

Pour aider votre bébé à téter efficacement, proposez-lui uniquement le sein et évitez les tétines. Il apprendra ainsi que seul le sein peut lui offrir le lait qu'il aime tant. Si elles sont utilisées durant les premières semaines, les tétines perturbent le processus d'apprentissage. Les sucettes, les tétines de biberons ou les bouts de sein, parfois le doigt de la maman dans la bouche, réduisent le temps passé par le bébé au sein et peuvent modifier sa succion. Il risque même de ne pas manger tout à fait à sa faim. Si vous ne voulez pas donner de tétine à votre enfant, indiquez-le au personnel de l'hôpital.

## Faut-il réveiller bébé ?

Vous aimez sans doute regarder votre bébé dormir et n'avez aucune envie de le réveiller. De plus, il lui faut apprendre à gérer ses besoins en sommeil comme son alimentation. Il y a néanmoins quelques exceptions : si, au cours des premiers jours, il ne réclame pas au moins toutes les trois heures ou 8 fois par 24 heures ou si vous percevez des signes de faim alors qu'il dort à moitié. Vous pouvez également essayer de le réveiller si vous sentez que vos seins ont besoin d'être vidés – n'oubliez pas que l'allaitement est un travail d'équipe. Voici comment réveiller votre petit ange en douceur :

- Parlez-lui ou chantez-lui une chanson.
- Prenez-le dans vos bras en le mettant debout.
- Retirez-lui sa couverture ou sa gigoteuse.
- Déshabillez-le en partie ou entièrement.
- Changez sa couche.
- Prenez-le contre votre peau, avec ou sans couche.
- Massez-lui le dos ou les pieds.
- Faites-le rouler sur le dos d'un côté et de l'autre.
- Donnez-lui un bain.

Essayez-le de le réveiller au maximum deux ou trois fois. Si, malgré vos tentatives, il continue de dormir profondément, retentez votre chance plus tard.

Par la suite, un bébé ne doit être réveillé que s'il ne prend pas assez de poids ▶ page 67. Dans ce cas, il est impératif de le faire, car le sommeil et l'apathie peuvent être une réaction à une alimentation insuffisante.

## Faut-il interrompre la tétée ?

Normalement, il est préférable de ne pas interrompre votre bébé et de le laisser téter aussi longtemps qu'il le souhaite jusqu'à ce qu'il relâche le sein lui-même. Plus il tète longtemps, plus le lait est gras et rassasiant. Proposez-lui ensuite l'autre sein jusqu'à ce qu'il le relâche également de lui-même. Parfois, un seul sein suffit.

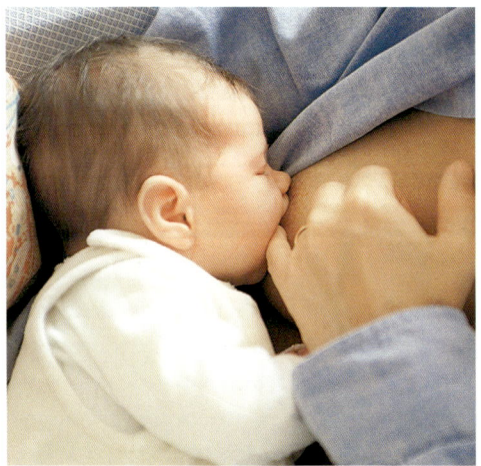

Glissez votre doigt entre les mâchoires de votre bébé pour le retirer doucement du sein.

En revanche, vous devez l'interrompre et le remettre au sein s'il est mal positionné ou si vous ressentez une douleur. Pour ce faire, glissez votre petit doigt dans le coin de sa bouche, entre ses maxillaires (pas seulement entre ses lèvres) de sorte à faire entrer de l'air dans sa bouche, puis retirez votre sein.

## Le rot

Après la tétée et/ou quand vous changez de sein, vous pouvez faire faire son rot à votre enfant : tenez-le bien droit en soutenant sa tête et tapotez-le légèrement dans le dos. S'il s'est endormi, il est inutile de lui faire faire son rot. Certains bébés régurgitent après la tétée, quelquefois beaucoup. Tant que votre tout-petit souille régulièrement ses couches et prend assez

de poids, ne vous inquiétez pas, ce n'est qu'un peu plus de linge à laver. Essayez de lui donner des tétées plus fréquentes et plus courtes, de le changer avant de le mettre au sein et de le manipuler doucement.

## Bébé s'endort au sein

Il arrive souvent que les bébés s'endorment au sein. Très lentement, ils laissent s'échapper le mamelon, qui glisse hors de leur bouche. Si votre bébé referme énergiquement la bouche au

Cette position aide le bébé à faire son rot, mais aussi à se réveiller en douceur.

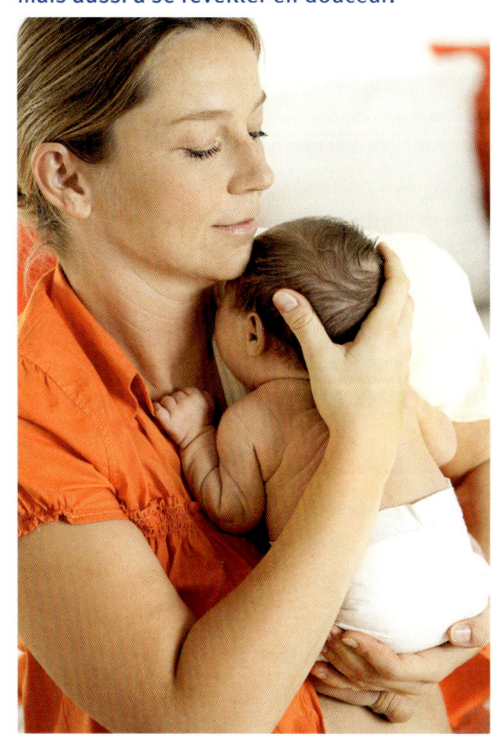

dernier moment, glissez votre petit doigt entre ses maxillaires pour éviter qu'il vous fasse mal.

## Soin des mamelons

Après la tétée, passez un peu de lait maternel sur vos mamelons et laissez sécher. Dans la période des suites de couches, ne portez pas de soutiens-gorge et préférez les vêtements amples. C'est non seulement plus pratique pour allaiter, mais aussi bien plus agréable. Si vous limitez la durée pendant laquelle vous portez un soutien-gorge et des coussinets d'allaitement (en aucun cas, 24 heures sur 24), vos mamelons seront mieux irrigués et ne seront pas comprimés. Votre peau respirera mieux.

# Le contact avec votre bébé

Pour n'importe quel bébé, il est important que sa mère soit disponible, car il a régulièrement besoin d'elle. Le reste du temps, il est moins demandeur, dort, n'attend pas que sa mère fasse quelque chose, apprécie peut-être la chaleur de son corps pendant son sommeil. Au début, il n'a pas besoin de l'attention pleine et entière de sa maman en permanence, mais elle doit tout de même rester à porter de voix ▶ **page 10.**

## Ensemble 24 heures sur 24

La plupart des maternités permettent de garder son bébé près de soi dans sa chambre. Néanmoins, vous n'y serez pas forcément encouragée. Exprimez clairement votre souhait. Si vous êtes épuisée par un accouchement difficile, il est possible que vous ne souhaitiez pas rester seule avec votre bébé jour et nuit. Vous pourrez le faire dès que vous serez en meilleure condition physique.

Il vous sera beaucoup plus facile de bien démarrer votre allaitement si vous restez tout le temps avec votre enfant. Cela vous permettra de saisir les signes de faim que votre bébé vous enverra et de réagir immédiatement. La transition avec le retour à la maison sera plus douce et vous vous sentirez plus sûre de vous. N'hésitez pas à solliciter le personnel soignant si vous avez besoin d'aide. Votre enfant peut rester dans votre lit par intermittence ou plus longtemps. C'est la solution la plus simple quand on allaite. Profitez des moments où il dort pour vous reposer. Assurez-vous qu'il ne peut pas tomber en le calant avec une couverture roulée, un coussin d'allaitement ou la barrière de votre lit d'hôpital. Nous vous en disons plus sur la sécurité de bébé dans le lit ▶ **page 71.** La nuit, il est inutile de changer votre nourrisson à moins qu'il ne soit allé à la selle ou que ses vêtements ne soient mouillés.

# Mon bébé tète-t-il suffisamment ?

Vous pouvez apprendre à juger vous-même si votre bébé tète correctement.

Si vous constatez que tout se passe bien, vous pouvez vous détendre et profiter de ce moment agréable. Dans le cas contraire, vous pourrez corriger le problème à temps.

Les premiers signes d'un bébé bien nourri sont décrits dans l'encadré ci-dessous. Découvrez-les en détail ▸ pages 67–68. Les premiers jours, vous sentez des contractions utérines et une augmentation des lochies pendant la tétée. Si du lait s'écoule du sein que votre bébé ne tète pas, c'est le signe que la lactation se fait parfaitement des deux côtés. Mais le lait peut s'écouler également en l'absence de ces signes. Vous pouvez stopper l'écoulement spontané du lait par de brèves pressions du plat de la main. Il cesse en général après les premières semaines sans que les quantités de lait produites ne diminuent pour autant.

## INFO

### LES SIGNES DES PREMIERS JOURS

Votre bébé réclame souvent et tète de 8 à 12 fois par 24 heures aux deux seins. Les tétées ne sont pas douloureuses pour vous. Les selles de votre nouveau-né s'éclaircissent progressivement.

## Un signe qui ne trompe pas : les couches

Pour savoir si votre enfant mange assez, observez ses couches. Un bébé souille sa couche de selles et d'urine dans les huit heures suivant sa naissance. Les selles sont noires le premier jour, puis s'éclaircissent avant de prendre une couleur moutarde, jaunâtre à verdâtre, à partir du cinquième jour. Les selles claires indiquent que le méconium, les premières selles d'un nouveau-né, a été éliminé. Au cours des quatre à six premières semaines à partir du troisième ou quatrième jour, il émet une bonne quantité de selles au moins trois fois par jour et mouille sa couche 5 à 6 fois (couches jetables) ou 6 à 8 fois (couches en tissu). Les choses peuvent ensuite évoluer ▸ page 67.

## Poids de votre bébé

Un allaitement qui se déroule normalement se répercute aussi sur la prise de poids. À la naissance, un bébé ne doit pas perdre plus de 7 % de son poids de naissance et atteindre de nouveau ce dernier au plus tard à 10 jours. À l'hôpital, les nouveau-nés sont généralement pesés une fois par jour, puis sont contrôlés régulièrement par la sage-femme. C'est un indice supplémentaire ▸ page 67. Il est inutile de peser votre bébé avant et après chaque tétée. C'est fastidieux et stressant. La prise de poids quotidienne ne renseigne que sur les 24 dernières heures.

## Quand avez-vous besoin d'aide ?

Vous observez beaucoup de ces signes (et pas nécessairement tous ces signes) ? Vous êtes sur la bonne voie. Si un certain nombre de ces signes manquent à l'appel, vous pouvez vous faire aider. La langue de votre enfant ne repose pas sur sa lèvre inférieure, votre mamelon est rétracté, vous ressentez des douleurs persistantes pendant la tétée (hormis les premiers jours) ? C'est le signe que quelque chose ne va pas. Si les selles de votre bébé sont moins régulières, s'il perd plus de poids ou s'il grossit plus lentement, il faut impérativement déterminer si la lactation est en cause. Vous avez besoin d'un conseil professionnel ▸ **pages 22–23**.

## Le retour à la maison

Vous êtes enfin autorisée à rentrer chez vous. Vous vous réjouissez à l'idée de retrouver votre environnement familier et votre lit. Pour que la transition se fasse sans accroc, pensez aux points suivants :

- N'oubliez pas la fiche de liaison destinée à votre sage-femme, sur laquelle sont indiqués le poids le plus bas de votre bébé et son poids au moment de la sortie.
- Organisez le suivi par une sage-femme.
- Pour que votre bébé ne soit pas perturbé lors de sa sortie de la maternité, portez-le dans vos bras et parlez-lui.
- Prévoyez un siège-coque pour le trajet en voiture.
- Une fois à la maison (ou après un accouchement à domicile), il est préférable que maman prenne bébé dans le lit et soit déchargée de toute autre tâche. Elle doit pouvoir s'appuyer sur ses proches. Sa sage-femme peut également l'accompagner.

## Le moral pendant les suites de couches

Après votre accouchement, vous serez assaillie de sentiments intenses de toutes natures. Certaines femmes vivent l'accouchement comme une expérience à la fois difficile et enrichissante, et ressentent spontanément un amour profond pour leur tout-petit. Pour d'autres, l'accouchement a été plus douloureux ou l'instinct maternel n'est pas immédiat. Elles peuvent avoir peur de s'y prendre mal avec leur bébé. Beaucoup de mamans peuvent passer de l'euphorie à l'abattement ou aux pleurs en un instant. Alors qu'elles s'imaginaient nager dans le bonheur d'avoir un bébé en parfaite santé, la réalité est toute autre.
Leurs émotions jouent des tours à de nombreuses mères. Elles ont besoin de temps pour intégrer la nouvelle donne. Avec le temps, la situation s'améliore et de nouvelles perspectives s'ouvrent.

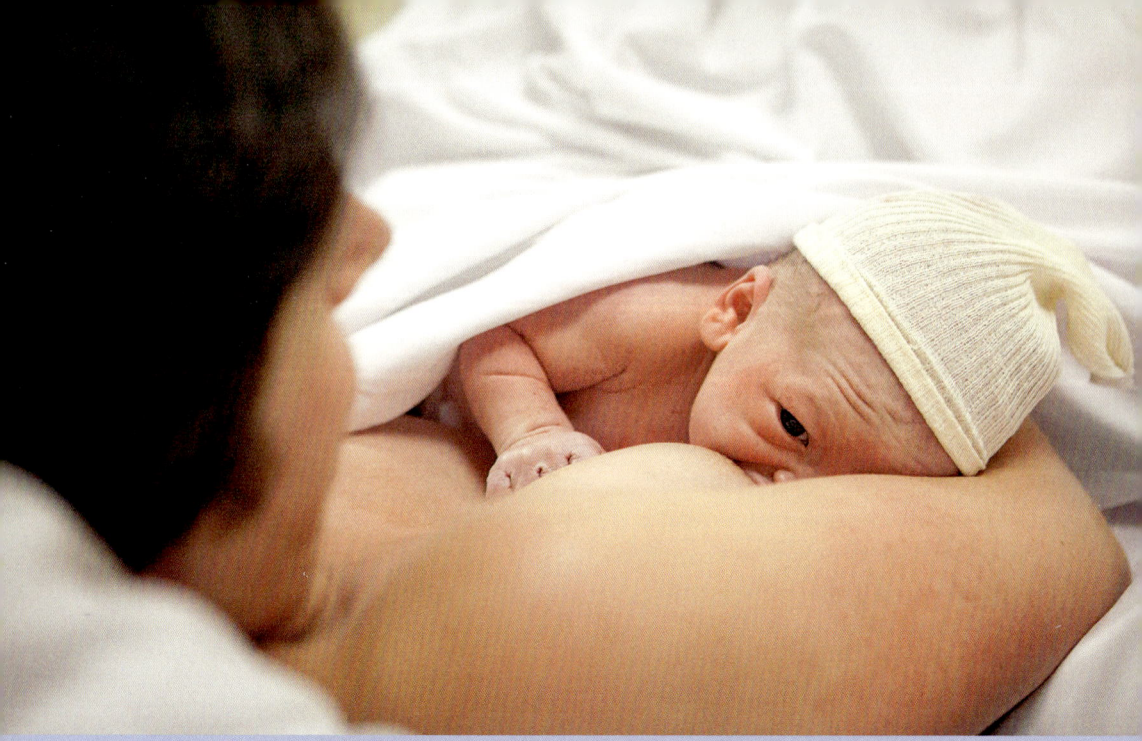

# COMPLICATIONS AU DÉMARRAGE

Si vous avez suivi nos conseils durant les premiers jours, vous avez posé les jalons du début de votre allaitement. Mais des difficultés peuvent aussi survenir. Césarienne, seins engorgés, problèmes de succion, compléments, teint jaune, etc. – ce chapitre vous dit tout. Si vos mamelons sont abîmés, reportez-vous au chapitre « Faire face aux difficultés » ▶ page 97. Dans tous les cas, vous avez besoin d'un soutien psychologique et de conseils concrets.

## Allaiter après une césarienne

Après une césarienne, le corps d'une femme produit autant de lait qu'à la suite d'un accouchement par voie basse. L'allaitement est d'ailleurs recommandé, car il favorise la rétractation de l'utérus et accélère la cicatrisation. Quand leur accouchement ne s'est pas passé aussi bien qu'elles l'auraient souhaité, beaucoup de femmes apprécient en outre l'intimité des tétées.

Si vous avez subi une césarienne, votre mobilité sera réduite et vous serez fatiguée pendant quelques jours. Vous aurez besoin d'aide. N'hésitez surtout pas à faire appel au personnel soignant durant votre séjour à la maternité. Pour que votre allaitement commence dans des conditions optimales, il est primordial que le papa ou un autre proche reste à vos côtés au moins toute la journée. En effet, au début, vous ne pourrez pas prendre votre enfant dans son berceau ni le changer, et vous aurez besoin de vous faire aider pour le mettre au sein. Pour plus de facilité, vous pouvez le garder avec vous dans votre lit (voir les mesures de sécurité à respecter ▶ page 71). Après une césarienne, il est très important de se faire aider à la maison.

## Pour que tout se passe bien

Dans les premiers jours qui suivent une césarienne, vous avez l'occasion de passer plusieurs heures en peau à peau avec votre bébé. Ce contact physique vous aide à vous rétablir plus rapidement en limitant la prise d'analgésiques. Pour sa part, votre tout-petit apprécie votre présence, votre chaleur et votre odeur. Posé à plat ventre sur vous, il réussira peut-être même à prendre le sein tout seul ▶ page 35. La position en ballon de rugby ▶ page 37, à moitié redressée, est particulièrement adaptée en cas de césarienne. Demandez que l'on vous place des coussins derrière le dos et sous les bras, ainsi qu'une couverture roulée sous les genoux.

Si vous préférez la position de la Madone ▶ page 38, placez un coussin sur votre ventre pour le protéger. S'il vous est difficile de changer votre bébé de sein dans les premiers temps, donnez-lui un seul sein à chaque tétée en alternance. Quant à la position allongée sur le côté ▶ page 37, il vous faudra attendre un certain temps avant de pouvoir l'apprécier. Pour stimuler l'écoulement de lait, vous pouvez masser délicatement vos seins avant les tétées ▶ page 50.

Même en cas de césarienne, la clé du succès du début de l'allaitement réside dans la fréquence des tétées – 8 à 12 par 24 heures. Contre les fortes douleurs, il existe des analgésiques compatibles avec l'allaitement, qu'il faut généralement prendre juste après la tétée. Il est possible que votre petit somnole beaucoup les premiers jours à cause des anesthésiants. Soyez patiente et mettez-le au sein dès qu'il montre des signes de faim. Dites-vous que si les tétées sont difficiles et fatigantes au début, elles deviendront de plus en plus agréables et satisfaisantes par la suite.

## Votre bébé n'est pas avec vous

Si votre bébé a été emmené dans un autre service, n'ayez pas peur de demander qu'on vous y amène en chaise roulante pour chaque tétée ou aussi souvent que vous serez en mesure de le faire. Si son état le permet, y compris en service de réanimation, votre bébé pourra être posé nu sur votre peau (méthode kangourou).

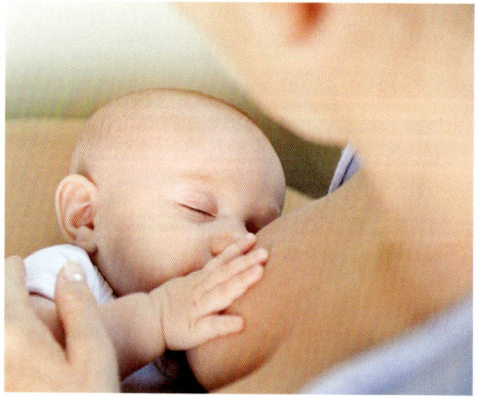

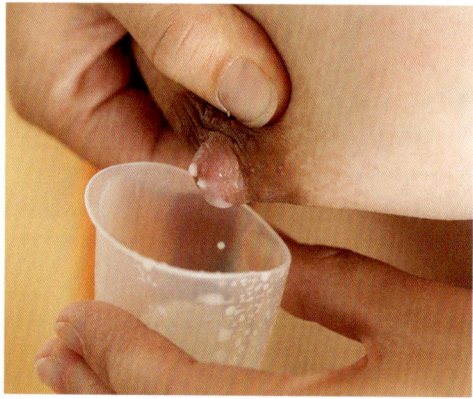

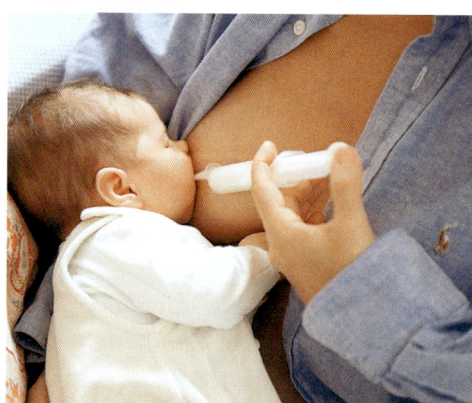

**Vous pouvez masser délicatement vos seins, tirer votre lait manuellement et le donner à votre bébé.**

Cela vous fera du bien à tous les deux. Pendant ce temps, il vous faudra aussi stimuler la lactation : en exprimant votre lait à la main dans les premières heures ▸ **pages 50-51**, puis en le tirant régulièrement avec un tire-lait ▸ **page 89**.

# Tirer le lait manuellement

Un ou deux jours après votre accouchement, nous vous conseillons d'apprendre à masser délicatement vos seins afin de les assouplir et de stimuler la lactation. Cela vous sera utile :

- dans les premiers jours, avant la tétée, si votre bébé est somnolent, ne tète pas ou tète trop peu. Il pourra ainsi boire le lait sans attendre.
- si vous devez être séparée de votre enfant.

## Assouplir et masser les seins

Pour assouplir le sein, effectuez de légers mouvements opposés avec les paumes de vos mains, d'abord sur et sous le sein, puis sur les côtés. Caressez ensuite le sein en spirale de l'extérieur vers le mamelon. Si vous êtes assise, penchez-vous en avant et secouez légèrement le sein. Essayez de redresser la pointe du mamelon en l'effleurant délicatement. Tous ces gestes, qui doivent être aussi doux que les mains de votre bébé posées sur votre sein, ont pour but de déclencher le réflexe d'éjection du lait. Ne prolongez pas le massage plus d'une minute. Notez qu'il s'agit plus de caresses que d'un massage, les gestes devant rester extrêmement délicats.

## Comment tirer le lait manuellement ?

Après avoir stimulé manuellement le réflexe d'éjection du lait, posez votre pouce d'un côté de l'aréole, et l'index et le majeur de l'autre côté. Soulevez légèrement votre sein, appuyez vos doigts en direction de votre cage thoracique et rapprochez-les délicatement – derrière le mamelon en quelque sorte – sans les faire glisser sur la peau. Vous ne devez pas avoir mal. Faites le test : si vous placez vos doigts trop près du mamelon, vous tirerez moins de lait que si vous les en éloignez un peu. C'est en effet là que les mâchoires de votre bébé exercent une pression quand il tète ! Répétez l'opération en rythme : placez vos doigts, appuyez en direction de la cage thoracique, exprimez le lait, puis relâchez. Au fur et à mesure du massage, faites tourner votre main autour du mamelon afin de vider toutes les zones de votre sein. Au bout d'un certain temps, réactivez le réflexe d'éjection avant de tirer de nouveau le lait. Recueillez le lait dans une petite cuillère, une seringue à embout souple ou un gobelet stérilisé et donnez-le le plus rapidement possible à votre enfant – à la cuillère ou en glissant l'embout de la seringue dans le coin de sa bouche pendant la tétée.

## Les seins grossissent et se remplissent

Vers le troisième ou le quatrième jour après votre accouchement, la nature de votre lait va changer. Le colostrum, ce premier liquide épais d'une couleur jaune intense, laisse peu à peu la place au lait mature, moins épais et blanc jaunâtre ou parfois bleuâtre. Dans le même temps, la production de lait s'accroît de manière significative. Ce processus s'accompagne souvent d'un gonflement des glandes mammaires provoqué par l'augmentation de la quantité de lait dans les seins, mais aussi et surtout des quantités de sang et de lymphe. C'est ce qu'on appelle la montée de lait – expression un peu trompeuse puisque le lait était déjà là. Chez certaines femmes qui produisent beaucoup de lait, le gonflement des glandes mammaires est très fort, voire douloureux. Il est d'autant plus important de prendre les mesures de prévention nécessaires.

## Mesures de prévention

La mesure la plus simple et la plus efficace consiste à allaiter aux deux seins au moins 8 fois par jour dès la naissance. Ce n'est pas la durée mais la fréquence des tétées qui compte. Si votre bébé ne tète pas assez souvent, le pic de production de lait interviendra brutalement au troisième ou quatrième jour sous l'effet des bouleversements hormonaux. La mise au sein fréquente dès la naissance permet au contraire une augmentation progressive de la sécrétion de lait et aide votre enfant à apprendre très vite à vider vos seins en tétant.

## Que faire en cas de douleur ?

Que faire si, malgré les précautions prises, la montée de lait est douloureuse ?

- Avant la mise au sein, la chaleur favorise l'écoulement du lait. Appliquez sur votre poitrine des coussins chauffants, une bouillotte en noyaux de cerise ou un gant de toilette que vous aurez mouillé avec de l'eau chaude. Vous pouvez aussi prendre une douche chaude.
- Si votre bébé éprouve des difficultés à prendre en bouche votre sein gonflé, tirez un peu de lait avant la tétée à la main ▸ **page 50** ou à l'aide d'un tire-lait manuel ou électrique ▸ **page 89.**
- Pour assouplir la zone entourant le mamelon, procédez comme suit juste avant la tétée. Vos ongles doivent être courts. Entourez le mamelon avec le bout des doigts de vos deux mains et appuyez doucement en direction de la cage thoracique pendant une à trois minutes.
- Pour bien soulager vos seins, donnez la tétée au moins toutes les deux heures en journée et toutes les trois heures la nuit (ou, si nécessaire, utilisez un tire-lait). Il suffit d'une nuit pour remarquer la différence.
- Après la tétée, le froid fait du bien, mais sans excès. Cela doit rester agréable. Vous pouvez appliquer sur votre poitrine des compresses de fromage blanc, des feuilles de chou vert sortant du réfrigérateur ou encore des sachets de gel réfrigérant enveloppés dans un torchon. Faites attention à ne pas appliquer le froid sur les mamelons et les aréoles.
- Si vous souffrez beaucoup, un analgésique compatible avec l'allaitement ou un traitement homéopathique pourra vous soulager.

# Difficultés lors de la mise au sein

Si, au cours des premiers jours, vous rencontrez des difficultés lors de la mise au sein, dénudez votre buste et posez-y votre bébé, nu également, puis laissez-lui le temps de chercher (de nouveau) le sein tout seul ou avec votre aide ▸ **page 35.** Cette méthode peut être répétée à l'envi.

## Bébé pleure devant le sein

Certains bébés pleurent dès qu'on les approche du sein, ce qui, naturellement, est déconcertant pour la mère.

**Le peau à peau peut aider à résoudre les problèmes d'allaitement.**

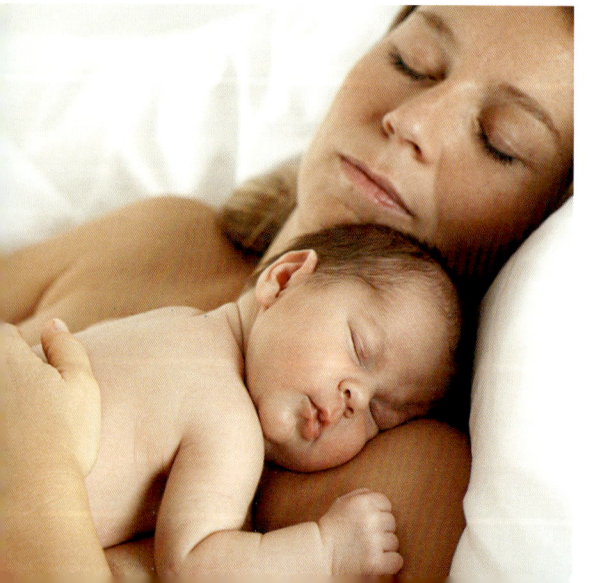

Dans ce cas, les pleurs sont des appels à l'aide et non un signe de rejet de leur maman. Plutôt que de tenter une nouvelle mise au sein, tranquillisez d'abord votre tout-petit, par exemple en le prenant contre vous. Déshabillez-le et tenez-le à la verticale contre votre peau entre vos seins ou sur votre épaule. Attendez qu'il commence à faire des mouvements de fouissement avec la tête ou la bouche avant de l'aider à prendre le sein. Pour l'apaiser, essayez de rester calme et parlez-lui ▸ page 76.

### Restez zen

Plusieurs stratégies permettent de ne pas se départir de son calme. Certaines vous ont peut-être été enseignées lors des cours de préparation à l'accouchement, par exemple la respiration abdominale consciente. Que ressentez-vous dans votre corps ? Qu'est-ce qui est désagréable, qu'est-ce qui est agréable ? Sentez-vous le sol sous vos pieds, le dossier dans votre dos ? ▸ pages 74-75.

## Bébé a du mal à prendre le sein ou est somnolent

Certains bébés ont du mal à prendre le sein. D'autres commencent à téter, mais s'endorment rapidement. Privilégiez le contact peau à peau et suivez les conseils suivants :

- Déclenchez le réflexe d'éjection du lait avant de mettre votre enfant au sein en massant délicatement vos seins
  ▸ page 50.

- En cas de problème de succion, vérifiez chacune des étapes de la mise au sein ▸ page 35.
- Expérimentez plusieurs positions d'allaitement ▸ pages 35-39.
- Si votre bébé prend votre sein en bouche mais ne tète pas, utilisez une seringue à embout souple pour faire couler quelques gouttes de votre lait dans le coin de sa bouche ▸ page 57. Rien que quelques gouttes peuvent le stimuler ou l'aider à trouver le sein.
- À partir du troisième ou du quatrième jour, vous pouvez essayer la compression du sein. Si votre bébé tète faiblement, tenez le sein loin du mamelon, pouce d'un côté et index de l'autre, et appuyez de manière continue pour accroître l'écoulement du lait. La pression doit être ferme, mais non douloureuse. Lorsque votre bébé cesse de téter, relâchez

**La compression du sein à l'aide du pouce et de l'index favorise l'écoulement du lait.**

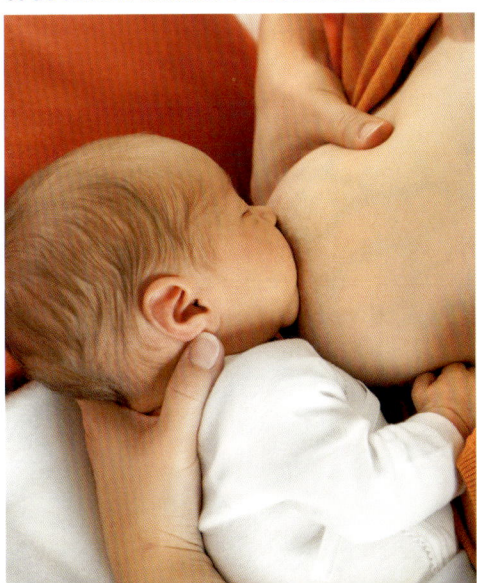

la pression. Dès qu'il recommence à téter, encouragez-le en comprimant votre sein. Si vous pratiquez la compression du sein pendant plusieurs jours d'affilée, votre bébé apprendra à téter activement sans votre aide.

- S'il a du mal à prendre le sein, vous pouvez masser délicatement la région de la bouche de votre bébé.
- Si votre enfant a tendance à s'endormir au sein, vous pouvez placer vos mains sous la plante de ses pieds, lui masser les pieds, le grattouiller dans le dos ou le redresser de temps en temps.
- Vous pouvez tirer votre lait à l'autre sein en même temps que votre bébé tète en vue de favoriser l'écoulement du lait.
- Parlez à votre tout-petit, félicitez-le et expliquez-lui ce que vous attendez de lui. Les bébés comprennent les intonations.

## Oubliez les tétines artificielles

Certains bébés sont désorientés par les tétines artificielles des biberons ou des sucettes, ou même par le doigt de leur mère, si bien qu'ils ne parviennent plus à téter aussi efficacement au sein, voire plus du tout.

Les tétines artificielles sont plus fermes que le sein et la position de la langue n'est pas la même. Si certains enfants passent sans souci d'une technique à l'autre, d'autres s'emmêlent les pédales. Pour éviter toute confusion, faites uniquement téter le sein à votre bébé et tenez-le éloigné des tétines artificielles.

## Et les bouts de sein ?

Les bouts de sein peuvent entraver l'allaitement et entraîner une prise de poids insuffisante. Leur utilisation doit rester ponctuelle. Malheureusement, ils sont trop souvent prescrits sans instructions précises et ne parviennent pas à résoudre le problème d'allaitement visé. Il arrive même qu'ils l'aggravent. Dans certains cas, les bouts de sein peuvent toutefois contribuer à la poursuite de l'allaitement. La maman doit être accompagnée par un spécialiste et suivre les consignes suivantes. En général, ce sont les plus petits diamètres et les profondeurs les plus courtes qui conviennent le mieux. L'étanchéité de la bouche du bébé doit rester possible. Pour mettre en place un bout de sein en silicone, retournez-le et centrez-le sur le mamelon en l'étirant. Il reprendra ensuite sa forme initiale et adhérera mieux au sein. La succion crée un vide dans le bout de sein, ce qui fait remonter et étire le mamelon. Important : vérifiez que votre bébé prend également en bouche la zone située sous le bord souple du bout de sein et tire ainsi assez de lait.

## Problèmes de succion

Parfois, le problème est lié à la succion proprement dite. Plusieurs signes peuvent vous alerter, parmi lesquels : votre bébé tète bruyamment en faisant claquer sa langue, il n'arrive pas à tirer sa langue par-dessus sa lèvre inférieure, il a du mal à prendre le sein, il relâche souvent le sein,

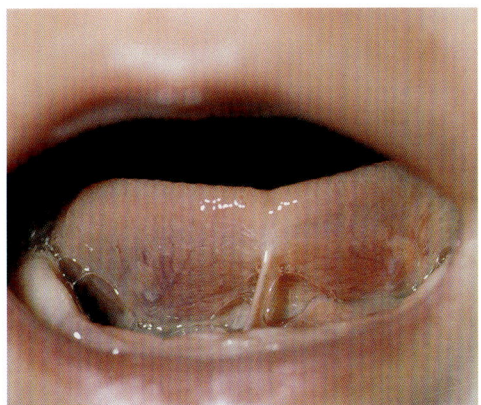

Un frein de langue trop court, reconnaissable à la forme en cœur du bout de la langue, peut causer des problèmes de succion.

il tète très longtemps, il ne prend plus de poids, vos mamelons sont douloureux. Par exemple, un frein de langue trop court (ankyloglossie) retient le bout de la langue en son centre, lui donnant une forme de cœur (voir photo ci-dessus). Si cela engendre des problèmes de succion, le frein de langue pourra être sectionné lors d'une petite intervention (presque) indolore. Dans la version non visible de l'ankyloglossie, le bout de la langue est arrondi, mais la langue n'arrive pas (facilement) à s'étendre sur la lèvre inférieure. Quand le bébé pleure, elle reste plus ou moins plaquée sur le plancher de la bouche et a du mal à atteindre la mi-hauteur de la cavité buccale quand la bouche est grande ouverte. Il n'est pas toujours possible de restaurer pleinement la mobilité de la langue ni de trouver un médecin expérimenté dans ce domaine.

Pour remédier à ce problème, vous pouvez essayer la technique de la mise au sein avec la lèvre inférieure en premier ▸ pages 38-39.

## Bébés nés quelques semaines avant le terme

On a souvent tendance à surestimer les capacités des bébés nés deux ou trois semaines avant le terme ou avec un poids de naissance très faible. Au début, ils ont besoin d'être fortement aidés pour téter jusqu'à ce qu'ils soient en mesure de réguler leurs besoins eux-mêmes. La maman doit remplacer son enfant dans certains actes en activant la lactation à la main ▸ page 50, en tirant son lait avec un tire-lait ▸ page 89 et en donnant le lait obtenu à son nourrisson pendant la tétée ▸ pages 57 et 106. Quelques semaines plus tard, l'enfant pourra tout faire lui-même.

# Mamelons ombiliqués et mamelons plats

Certaines femmes hésitent à allaiter à cause de remarques infondées concernant la forme de leurs mamelons. Pourtant, un bébé tète le sein et non le mamelon. La plupart des femmes possédant des mamelons de forme particulière peuvent donc allaiter sans aucun problème. Normalement, un mamelon saillant déclenche le réflexe de succion en touchant le palais du bébé. Cependant, quand le sein est encore souple durant les premiers jours, le bébé peut apprendre à téter sans que le mamelon touche le palais. Ce n'est que si on laisse passer cette opportunité d'apprentissage de la succion qui se présente au cours de cette phase cruciale qu'un problème peut apparaître. Le bébé se retrouve alors soudainement confronté à un sein gros et plein surmonté d'un mamelon plat.

Les mamelons plats ne ressortent pas ou que très peu au repos. En revanche, ils se redressent s'il fait froid, si vous frottez légèrement le mamelon, si vous appuyez sur votre sein derrière l'aréole ou si votre bébé tète.

Certains mamelons ombiliqués sont saillants au repos. Mais si on appuie sur le sein derrière l'aréole, les canaux galactophores tirent le mamelon vers l'intérieur. Vous pouvez faire le test vous-même avec votre pouce et votre index.

## Quelles mesures prendre ?

- Si vous avez les mamelons plats ou ombiliqués, le plus important, outre les recommandations pour les premiers jours, est de passer beaucoup de temps en peau à peau et de laisser votre bébé téter tout seul. Mettez-le au sein dès qu'il envoie des signes de faim et faites-lui téter uniquement le sein. De cette manière, il apprendra à téter même si le mamelon n'entre pas profondément dans sa bouche. Évitez les doigts, les tétines et les sucettes, car ils habituent l'enfant à prendre en bouche une extrémité saillante qu'il ne retrouvera pas sur le sein.

- Il peut être utile de stimuler les mamelons dans les dernières semaines de grossesse ou avant la mise au sein ou de se pincer les seins pour former un pli de peau au centre duquel se trouve le mamelon.
- Les positions d'allaitement les plus adaptées sont la position en ballon de rugby ▸ page 37 et la mise au sein avec la lèvre inférieure en premier ▸ page 38.
- En prévention, à partir du septième mois de grossesse ou, plus tard, entre les tétées, vous pouvez porter des coquilles forme-mamelons sous votre soutien-gorge. Mais la plupart des femmes s'en sortent sans cet accessoire.
- Pour redresser vos mamelons, vous pouvez aussi utiliser un tire-lait pendant quelques instants avant la tétée.
- Enfin, les bouts de sein ▸ page 54 pourront vous aider.

## Quand des compléments sont nécessaires

Normalement, un bébé n'a besoin de rien d'autre que du lait de sa mère. Les laits maternisés, les infusions ou l'eau ne font que perturber la lactation, qui ne peut pas adapter les quantités produites aux besoins réels de l'enfant. Il est naturel que votre bébé commence par perdre du poids à la naissance avant d'en reprendre. Dès le premier jour, vous pouvez déterminer si votre enfant tète efficacement ▸ pages 46-47. En cas de problème, vous devez vous faire aider sans attendre pour mettre correctement votre bébé au sein et tirer votre lait. Le tire-lait ▸ page 89 va stimuler votre lactation. Ainsi, lorsque votre bébé aura appris à bien téter, vous disposerez d'une quantité suffisante de lait. Demandez au personnel soignant ou à votre sage-femme de vous en fournir un.

## Des compléments seulement en cas d'urgence

Si votre bébé a encore des selles noires à cinq jours, perd trop de poids ou n'en prend pas assez ▸ pages 46-47, il est nécessaire d'agir. Dans ces cas, qui sont rares, le nourrisson ne boit pas pendant un trop grand laps de temps, alors même qu'il reste calme ou dort beaucoup. Certains bébés réagissent de cette manière à la faim.

### Pendant la tétée

Si votre bébé doit impérativement recevoir des compléments pour raisons médicales, donnez-lui de préférence votre lait que vous aurez tiré. Si cela n'est pas possible, il existe des laits artificiels. Seuls les laits infantiles pour nouveau-nés (premier âge) sont adaptés. Un complément de lait donné pendant que le bébé est au sein n'entrave pas l'allaitement, mais, au contraire, le soutient. Il est possible d'introduire de petites quantités de lait dans la bouche du bébé à l'aide d'une seringue, sur laquelle est monté un embout souple ▸ page 50 (photo) ou le tuyau d'une sonde. Vous pouvez aussi utiliser un dispositif d'aide à la lactation ▸ page 106. Lorsque le complément est donné pendant la tétée, le bébé améliore progressivement sa technique de succion. Avec le supplément de lait, il tète plus calmement, plus fortement et plus longtemps. Ce faisant, il déclenche le réflexe d'éjection du lait, boit le lait provenant directement du sein et stimule la lactation.

### Autres solutions

Si vous ne pouvez pas donner le complément de lait à votre enfant pendant la tétée, proposez-le lui au gobelet ou à la cuillère (en plastique souple). Pour ce faire, enveloppez-le dans une grande serviette afin qu'il ne puisse pas bouger les bras et tenez-le presque assis. Placez le bord du gobelet contre sa lèvre inférieure, penchez un peu le récipient et attendez que votre enfant lape du lait avec sa langue.

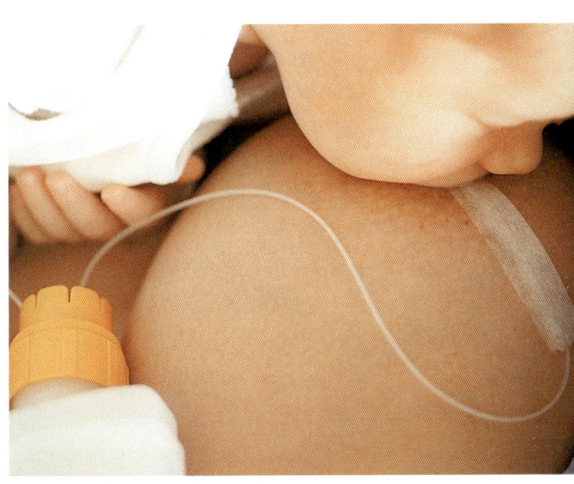

Pendant qu'il tète, vous pouvez donner un complément de lait à votre bébé au moyen d'un dispositif d'aide à la lactation.

# Bébé jaunit et est fatigué

Il est très fréquent que le teint des nouveau-nés jaunisse au cours de leur première semaine. Ce phénomène tout à fait normal est dû à l'adaptation de l'organisme du nourrisson à son nouvel environnement hors du ventre de sa mère. Durant cette phase, le corps du bébé élimine de la bilirubine, un pigment biliaire jaune brun, principalement par l'intestin. Le lait maternel favorise l'élimination des déchets de l'organisme et donc de la bilirubine. À la maternité, votre tout-petit va être surveillé et, en cas de besoin, soumis à des examens de contrôle. Si son taux de bilirubine dépasse un certain seuil, on vous recommandera une photothérapie : ce traitement consiste à exposer votre bébé à une lumière bleue spéciale. Ne vous affolez pas.

- La meilleure prévention contre un taux de bilirubine trop élevé est d'allaiter votre bébé aussi souvent que possible dès le premier jour.
- En cas de photothérapie, il est primordial de continuer de donner le sein très fréquemment. Vous replacerez votre petit sous la lampe bleue après chaque tétée.
- Les bébés atteints de jaunisse (ictère) sont souvent fatigués. Essayez de réveiller votre enfant toutes les deux heures en journée pour le mettre au sein ou faites-le téter pendant qu'il dort encore à moitié. Si vous n'y arrivez pas, tirez votre lait ▶ **page 89** et donnez-le lui.

- Il est inutile de donner des infusions à votre bébé. En effet, seul le lait maternel stimule l'élimination des selles.

Chez les enfants allaités, l'ictère tardif du nouveau-né, qui apparaît après le 7e jour de vie, est généralement bénin et disparaît progressivement. Il ne doit susciter aucune inquiétude et permet la poursuite de l'allaitement sans autre mesure.

# Arrêter la montée de lait

Si vous prenez la décision de ne pas allaiter dès la naissance de votre enfant ou quelques jours après (ou si vous n'êtes pas en mesure de le faire), il n'en reste pas moins que votre corps est prêt à sécréter du lait. Si votre bébé ne tète pas régulièrement, votre lactation va cesser naturellement petit à petit. Il existe des médicaments qui peuvent accélérer ce processus, mais ils ont souvent de sérieux effets secondaires organiques et psychiques. Il est tout à fait possible d'arrêter progressivement la montée de lait, en douceur. Il est important de prévenir tout engorgement. Comme le lait n'est pas vidé, votre corps comprend qu'il doit en produire moins.

- Si, et seulement si, vos seins vous font mal, exprimez à la main ou au tire-lait la quantité de lait nécessaire pour vous soulager, mais pas plus, afin de ne pas stimuler la lactation.
- Portez un soutien-gorge confortable et ajusté.

- Rafraîchissez votre poitrine avec des compresses de fromage blanc ou des compresses froides.
- Les infusions de sauge et de menthe poivrée réduisent la lactation.

# Situations particulières

Une grossesse et une naissance peuvent confronter les parents à une situation inattendue, difficile, qui repousse leurs limites. Fixez-vous des objectifs réalistes et ne vous comparez pas aux autres. Chacun fait de son mieux dans les conditions qui lui sont imposées par la vie. L'essentiel est de s'efforcer chaque jour de prendre les bonnes décisions pour les siens. Certaines difficultés représentent un véritable défi et nécessitent beaucoup de patience. Le contact intime permis par l'allaitement aide à traverser ces épreuves. Peut-être voudrez-vous mobiliser toutes vos forces pour nourrir votre petit. Mais il arrive aussi que l'allaitement soit vécu comme une charge supplémentaire. Votre priorité : la relation avec votre enfant et la joie d'être maman.

## Allaiter malgré tout ?

Dans la majorité de ces cas difficiles, il reste possible d'allaiter, même si cela demande plus d'efforts.
- Beaucoup d'aide au quotidien et un soutien psychologique sont nécessaires ▸ pages 22-23.

- Quelle que soit votre situation, vous trouverez des professionnels spécialisés, des groupes de soutien et des livres sur le sujet ▸ pages 124-125.

Si vous avez accouché de jumeaux (ou plus), vous pouvez les allaiter dès la naissance, la quantité de lait produite s'adaptant à leurs besoins. Vous devrez néanmoins être très entourée. Au cours des premiers mois, votre principale mission est de bâtir une relation avec votre enfant et de stimuler la lactation. Les mamans d'un prématuré ou d'un bébé né avec une fente labio-palatine (bec-de-lièvre) doivent tirer leur lait ▸ page 89. Le bébé boit le lait au moyen d'ustensiles et doit être aidé pour téter au sein.

Les mères adoptives peuvent aussi allaiter. Dans ce cas, la proximité et les contacts jouent un rôle déterminant. Selon l'âge auquel l'enfant arrive dans la famille, le plus grand défi est de lui apprendre à téter au sein. La succion régulière va provoquer la lactation, qui restera toutefois plus lente et moins productive. Il faut généralement prévoir des compléments de lait, qui seront donnés à l'aide d'un dispositif d'aide à la lactation ▸ page 106.

Il existe d'autres situations particulières, par exemple une production insuffisante de lait ▸ page 103, une maladie grave ou un handicap de l'enfant, une hospitalisation ou une opération du bébé ou de la maman, notamment une opération des seins ▸ pages 109-110.

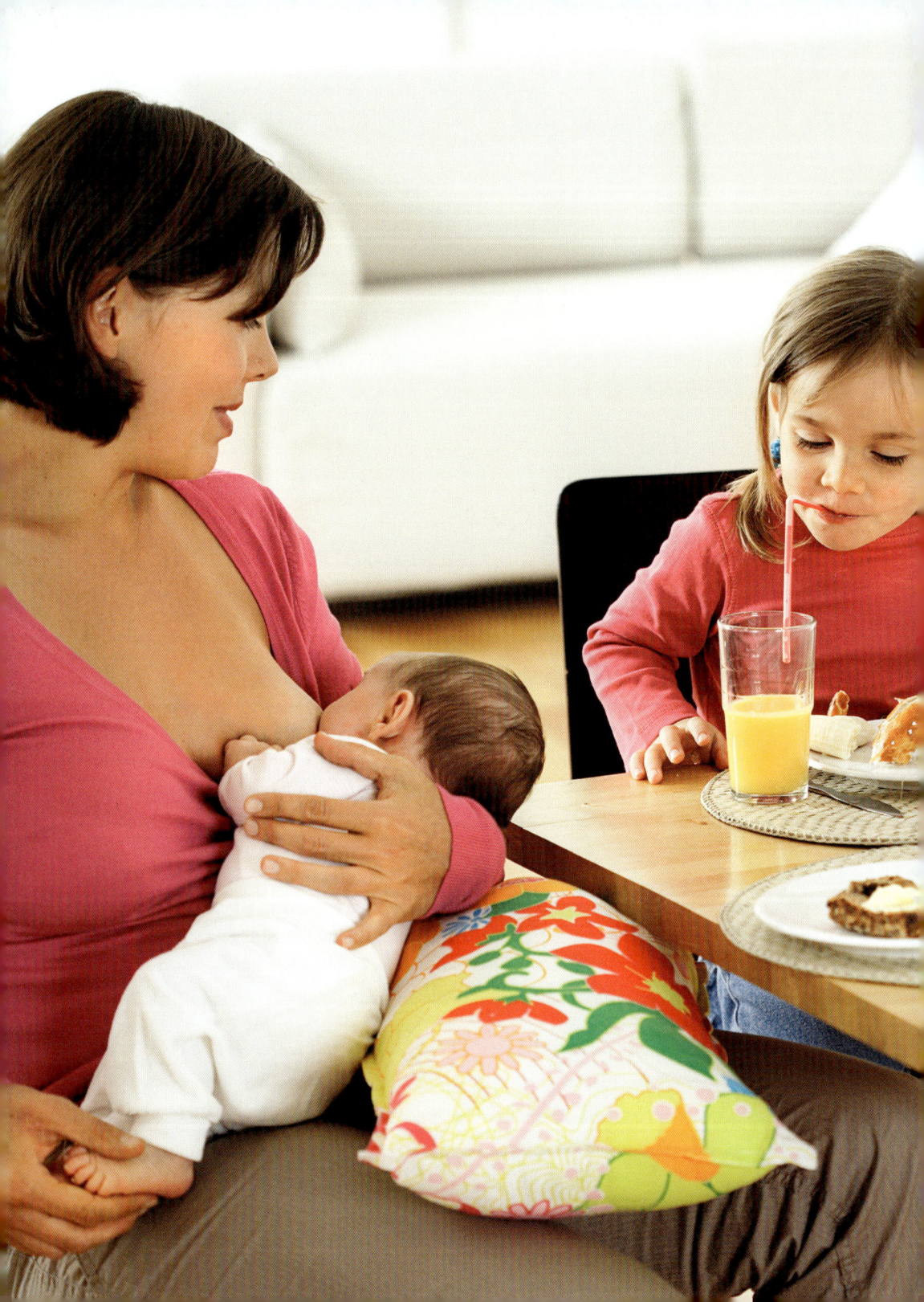

# LE QUOTIDIEN AVEC BÉBÉ

PEU À PEU, VOTRE NOUVELLE FAMILLE PREND SES MARQUES ET L'ALLAITEMENT S'INTÈGRE À VOTRE ROUTINE QUOTIDIENNE. DÉCOUVREZ NOS CONSEILS PRATIQUES POUR VIVRE SEREINEMENT CETTE PÉRIODE DE VOTRE VIE.

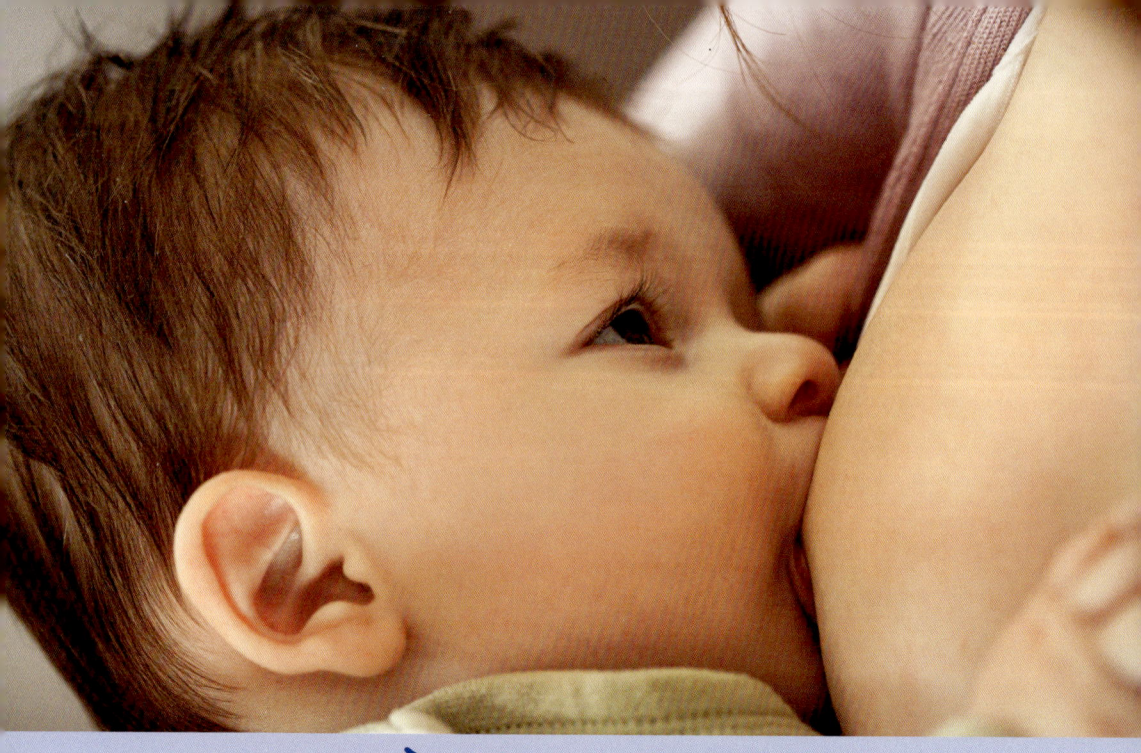

# LES PREMIÈRES SEMAINES ET LES PREMIERS MOIS

Après la maternité commence une période particulièrement délicate pendant laquelle d'énormes changements se mettent en place. Il faut du temps pour que l'allaitement devienne totalement naturel et que la lactation soit pleinement établie. Votre plus grand défi va maintenant être de gérer la redéfinition de votre cellule familiale et l'évolution des relations entre ses membres. Aussi l'arrivée d'un bébé est-elle souvent vécue comme une période épuisante, mais aussi merveilleuse.

## Du rêve à la réalité

Pour la plupart, le tableau idyllique représentant un couple rayonnant de bonheur auprès de leur magnifique bébé ne dépeint malheureusement pas la réalité. Les jeunes parents se rendent vite compte que leur petit bout ne dort pas paisiblement entre les tétées, si tant est qu'il dorme. Ils doivent alors accepter de faire passer leurs besoins au second plan pour accorder la priorité à ceux de leur enfant. Peu à peu, ils se font à l'idée qu'ils n'intégreront pas leur enfant sans heurts à la vie à laquelle ils étaient habitués. Ils doivent s'en occuper sept jours sur sept, 24 heures sur 24. Ils sont souvent épuisés et las, sans compter que la maman n'est souvent pas remise des suites de son accouchement ou peut avoir des difficultés à allaiter.

Dans les premières semaines, cela peut être frustrant de devoir consacrer toute son énergie et son temps à son nourrisson. S'occuper d'un bébé, c'est un travail à plein-temps.

## Un nouveau métier

La jeune maman apprend un nouveau métier auquel, comme la majorité des femmes de notre société, elle n'a pas été préparée. Rassurez-vous : avec le temps et l'expérience, vous parviendrez progressivement à vous occuper de votre bébé et d'autres tâches à la fois. En attendant, vous avez besoin de la compréhension et du soutien de vos proches.

Le mieux est de revoir vos attentes à la baisse, tant envers votre enfant qu'envers vous-même et votre conjoint. Vous vous épargnerez beaucoup de stress inutile.

Il est par exemple tout à fait normal que votre bébé réclame souvent, ne respecte pas l'intervalle de quatre heures entre les tétées et ne fasse pas encore ses nuits. Il est compréhensible que vous soyez épuisée et énervée de ne plus avoir de temps pour vous. Il peut même vous arriver de fondre en larmes.

## Visites, obligations et aides

Il n'est pas toujours facile de faire une croix sur certaines attentes, de refuser des visites, de ne pas honorer ses obligations, de demander de l'aide ou d'accepter l'aide qu'on vous propose. Simplifiez-vous la vie en mettant le holà aux visites, qui peuvent devenir pesantes et fatigantes. N'hésitez pas à demander aux personnes qui viennent vous voir d'apporter à manger ou de vous aider pour la lessive, la cuisine ou vos autres enfants. Beaucoup le feront avec plaisir.

# Allaiter à la maison

De jour en jour, la mise au sein est plus rapide, plus facile et plus efficace. Il reste important de procéder correctement ▶ page 34. Bientôt, vous n'aurez plus besoin d'être aussi attentive, votre bébé prendra le sein dès que vous le rapprocherez de vous et vous réussirez à allaiter n'importe où. Vous devrez aussi adapter la position d'allaitement à mesure qu'il grandira. Sa technique de succion va progressivement s'améliorer et il boira plus vite une plus grande quantité de lait. Chez certains, les intervalles entre les tétées s'allongent avec l'âge.

Beaucoup de mères apprennent à allaiter leur enfant en l'observant et en expérimentant les méthodes qui lui conviennent le mieux. Cependant, comme il est rare d'avoir l'occasion de voir une mère allaiter, les conseils ne sont pas de trop. Vous avez tout intérêt à observer d'autres mamans allaiter dans un groupe de parole ou parmi vos proches. Cela vous confortera et vous permettra de comprendre comment font les autres.

Chaque tétée réussie renforce votre confiance dans votre capacité à allaiter. Vous faites les bons choix pour votre bébé et vous-même. Laissez-vous guider par votre bien-être mutuel. Pour l'allaitement comme pour le reste, chaque étape sera dominée par la relation entre maman, papa et bébé.

## Confort et tétées

Vous allaitez souvent et vous vous dites parfois que vous devriez ou voudriez faire autre chose pendant ce temps. Pourquoi ne pas profiter des tétées pour vous reposer, écouter de la musique ou lire ? Vous pouvez allaiter dans un fauteuil douillet ou un rocking-chair, en ayant à portée de main de quoi boire ou manger. La grande sœur ou le grand frère appréciera de se faire une petite place contre vous. Les coussins de positionnement ou d'allaitement sont confortables, mais pas indispensables. Des coussins classiques ou des couvertures roulées peuvent tout aussi bien faire l'affaire. Vous pouvez aussi confectionner un coussin d'allaitement en plaçant une couette pliée dans une taie d'oreiller. Certaines mères préfèrent utiliser un coussin d'allaitement ferme, notamment en cas de conditions particulières d'allaitement.

Beaucoup de mamans ne prêtent pas attention à leur propre confort pendant les tétées, se souciant uniquement du bien-être de leur enfant. Pourtant, il suffit de quelques gestes pour bien s'installer. Le dos et les bras doivent être soutenus. Cela vaut la peine de prendre le temps de veiller à votre confort personnel. Ne vous contentez pas d'être « assez bien » installée. Ainsi, vous serez plus reposée. Votre détente se répercutera sur votre bébé et le lait s'écoulera plus facilement.

## Rythme des tétées – Quelle est la norme ?

Dans les premiers temps, il est préférable de réagir immédiatement aux besoins de votre bébé et de l'allaiter fréquemment. La quantité de lait produite s'adaptera rapidement à la demande et votre enfant stimulera votre lactation. Celle-ci ne variera pas ou que très peu au cours des mois suivants. Bien que cela vous semble contraignant pour le moment, vous en apprécierez les bénéfices par la suite ▶ pages 16-17.

Le rythme des tétées est différent pour chaque couple mère-enfant. La plupart des nouveau-nés tètent entre 8 et 12 fois par 24 heures. Certains réclament plus, d'autres, moins nombreux, mangent moins souvent. Cette fréquence normale implique qu'il ne saurait y avoir un intervalle minimal à respecter entre deux tétées.

Les mères sont plus ou moins implicitement incitées à espacer les tétées. S'il existe des bébés qui tètent moins souvent tout en grossissant normalement, c'est une exception qu'il ne faut pas généraliser !

Certains bébés tètent très régulièrement toutes les trois heures. Très concentrés, ils boivent d'une traite entre 15 et 20 minutes au premier sein en faisant des pauses, puis encore 10 à 15 minutes au deuxième. D'autres peuvent être rassasiés après avoir tété d'un seul côté.

### Tétées courtes et fréquentes

Certains bébés réclament toutes les heures ou toutes les demi-heures, mais ne tètent que très peu de temps. En l'espace de quelques heures, ils prennent ainsi de quatre à six mini-tétées, entre lesquelles ils sont assez agités, pleurnichent ou dorment d'un sommeil léger. Ce n'est qu'au bout de plusieurs tétées qu'ils tombent dans un profond sommeil, qui peut durer plusieurs heures. Les mères de ces enfants en concluent souvent qu'elles n'ont pas assez de lait, mais, en général ce n'est pas vrai. Ce comportement n'a en réalité rien d'anormal chez un tout petit bébé. Rien ne l'oblige à boire beaucoup de lait d'un coup.

### Un lait de plus en plus riche

Plus votre bébé vide le sein, plus le lait est gras. C'est pourquoi il est conseillé de le laisser téter le même sein jusqu'à ce qu'il arrête de lui-même. S'il veut

encore téter, mettez-le à l'autre sein afin qu'il mange à sa faim tout en stimulant la lactation des deux côtés.

### Est-il possible de modifier le rythme des tétées ?

Oubliez votre montre et suivez le rythme de votre enfant. C'est la solution la plus simple. Avec le temps, les signes de faim du nouveau-né disparaissent. La main à la bouche, qui était jusqu'à présent l'un de ces signes de faim, peut maintenant être tout bonnement une tentative délibérée de votre bébé de porter sa main à la bouche. Pour autant, il a sa manière bien à lui de vous montrer qu'il veut manger. Mieux vaut donc ne pas vous laisser distraire, par exemple par votre téléphone portable (qui, pour des raisons de sécurité, ne devrait de toute façon pas se trouver à proximité de votre bout de chou). Il vous faudra peut-être un peu de temps pour vous laisser guider par votre bébé. N'intervenez dans le rythme des tétées que si vous n'observez aucun signe suggérant une lactation suffisante, que ce soit chez vous ou chez votre nourrisson.

Dans ce cas, vérifiez la mise au sein, faites-le téter plus souvent et, si nécessaire, réveillez-le pour qu'il mange ▶ pages 67, 103.

## Bébé a soudainement faim plus souvent

Les mamans constatent régulièrement que leur bébé réclame soudainement plus souvent, généralement à deux semaines, six semaines et trois mois, au moment même où elles pensaient que son rythme s'était enfin stabilisé. Certaines femmes se demandent alors si elles ne manquent pas de lait et sont tentées de donner des compléments. Mais c'est une erreur. Vous produisez tout autant de lait qu'auparavant, mais votre bébé en demande plus parce qu'il est en train de grandir. Mettez très souvent votre bébé au sein pendant deux ou trois jours, y compris la nuit si possible. Votre enfant reprendra très probablement son rythme habituel une fois passée cette poussée de croissance.

## Bébé « tétouille »

Par moments, la plupart des nourrissons aiment garder le mamelon en bouche sans chercher vraiment à boire du lait : ils « tétouillent ». Ce faisant, ils stimulent le réflexe d'éjection suivant qui permettra au lait d'atteindre le mamelon.

Bébé commence alors à téter plus lentement et plus fortement. Il avale le lait. Quelques minutes plus tard, le réflexe d'éjection prend fin. Bébé fait une pause, puis tétouille de nouveau avant de reprendre une succion plus active. En revanche, un bébé qui tétouille pendant 20 minutes d'affilée n'a pas une succion efficace.

Beaucoup de mamans apprécient ce contact avec leur tout-petit. Vous pouvez laisser faire votre enfant, sauf si vos mamelons sont douloureux ou si cela vous est désagréable.

## Tout le temps pendu au sein

Si vous avez l'impression que votre enfant tète beaucoup trop souvent, voire presque en permanence, vérifiez si sa courbe de croissance est conforme à son âge ou s'il a besoin de plus de lait ▶ page 67, 103. S'il grandit comme il faut, c'est qu'il a besoin de ces tétées fréquentes. Ce rythme peut être épuisant. Mais vous pouvez profiter des tétées ou des phases de sommeil plus longues dans la journée pour vous reposer. De temps en temps, vous pouvez par exemple donner la tétée allongée. Et si votre bébé s'endort au sein, laissez-le où il est.

## Mon bébé boit-il assez de lait ?

Toutes les mères se demandent si leur petit mange à sa faim. Pour savoir si c'est le cas, observez les signes suivants, exclusivement applicables aux bébés allaités.

### L'allaitement :

- Votre bébé tète 8 à 12 fois par 24 heures.
- Votre bébé prend bien le sein en bouche et tète intensivement ▶ pages 15-16, 40-42.
- Quelques instants après le début de la tétée, votre bébé tète plus lentement.
- Votre bébé tète longtemps en faisant des pauses. Vous l'entendez ou le voyez déglutir. Il s'arrête de boire de lui-même.
- Au début de la tétée, votre bébé serre les poings. À la fin de la tétée, ses mains sont détendues et sa bouche est humide.

### La maman :

- La tétée vous est agréable. Vous sentez une forte succion, mais sans douleur.
- Vos seins sont plus souples après la tétée.

# INFO

### LES SELLES VOUS DISENT TOUT

Si, au cours des premières semaines, votre bébé souille ses couches au moins deux à trois fois par jour, c'est qu'il mange suffisamment. Dans le cas contraire, il doit téter plus.

- Il vous arrive d'avoir soif pendant les tétées. Donner le sein vous détend et vous donne parfois envie de dormir.

### Le bébé :

- Durant les quatre à six premières semaines, votre bébé a des selles 2 à 5 fois par jour. Il peut ensuite garder ce rythme ou espacer ses selles. 14 jours peuvent s'écouler entre deux selles.
- En 24 heures, votre bébé mouille ses couches 6 à 8 fois si elles sont en tissu et 5 à 6 fois si elles sont jetables. Son urine est incolore.
- La croissance de votre bébé est conforme à son âge.

### La prise de poids moyenne par semaine est :

- 0 à 2 mois : 170 à 330 grammes
- 2 à 4 mois : 110 à 220 grammes
- 4 à 6 mois : 70 à 140 grammes
- 6 à 12 mois : 40 à 110 grammes

## Observations

Beaucoup de bébés sont rassasiés après la tétée et affichent un air satisfait. Mais il leur arrive aussi de s'agiter ou de pleurer bien qu'ils aient assez mangé. Ce n'est pas parce qu'un bébé est agité qu'il a faim. Par ailleurs, après quelques semaines, vos seins ne sont plus aussi gros qu'au début. Ils sont en revanche bien plus souples après qu'avant la tétée.
Si votre bébé boit uniquement votre lait, ses selles sont jaune moutarde, oscillant entre le jaune et le vert, et peuvent être liquides.

Le développement de votre bébé est un autre signe de bonne santé. Il est de plus en plus réactif à son environnement. Il a la peau lisse et les yeux brillants. Ses vêtements deviennent régulièrement trop petits. Les visites médicales confirment que sa croissance correspond à son âge. Si vous observez tous ces points, tout va bien. Si ce n'est pas le cas, ne paniquez pas. Faites-vous aider par des professionnels de l'allaitement ▶ pages 22-23.

## Prise de poids

Pour confirmer vos observations, contrôlez régulièrement le poids de votre enfant. La courbe de poids indiquée correspond à une croissance normale d'un bébé en bonne santé. La prise de poids est calculée non par rapport à son poids de naissance, mais par rapport au poids le plus bas enregistré à la maternité. Les filles ont généralement un poids moins élevé.

La croissance est beaucoup plus rapide dans les premiers mois qu'à la fin de la première année. Elle peut être ralentie en cas de maladie.

Jusqu'à deux mois, un bébé doit normalement grossir de 170 à 330 grammes par semaine. Mais certains prennent un peu moins de poids sans que leur développement soit problématique pour autant. D'autres ont une croissance fulgurante pendant les premières semaines avant de marquer le pas. La prise de poids moyenne est indicative, chaque enfant étant unique. Que votre

tout-petit soit de nature ronde ou fine, l'essentiel est que sa croissance soit régulière et conforme à son âge. Pour plus d'informations sur la prise de poids ▶ page 104.

## Vitamines, infusions, eau ?

Votre lait contient tout ce dont votre bébé a besoin pour les six premiers mois de sa vie. Il est toutefois courant que le médecin lui prescrive de la vitamine K et de la vitamine D.

La vitamine K est prescrite à tous les nourrissons dans les premiers jours de vie pour réduire le risque d'hémorragie cérébrale (très rare). Une prise quotidienne de vitamine D sur une période plus prolongée est prescrite pour prévenir le rachitisme, maladie entraînant des malformations des os. Il existe un risque de carence en vitamine D chez les bébés

## INFO

### BÉBÉ POTELÉ

Vous allaitez votre bébé exclusivement et il est potelé ? Ne vous inquiétez pas : un bébé allaité ne peut pas souffrir de surcharge pondérale. Dès qu'il commencera à marcher à quatre pattes, son corps va changer. Il peut en revanche y avoir des problèmes de poids avec les laits artificiels.

à la peau foncée, vivant dans les régions froides, insuffisamment exposés au soleil et dont la mère souffre elle-même d'une carence en vitamine D. Parlez-en à votre pédiatre.

Un bébé exclusivement nourri au sein n'a pas besoin d'eau ni d'infusion. S'il en boit, il aura en outre l'impression d'avoir l'estomac plein. Il boira donc moins au sein et la lactation pourra ralentir. Même dans les pays très chauds, les bébés allaités qui ne boivent pas d'eau en plus des tétées ne montrent aucun signe de déshydratation. Quand il fait chaud, les bébés prennent des tétées plus fréquentes et plus courtes.

## Les tétines

L'utilisation des tétines fait l'objet de débats houleux parmi les professionnels et les parents, les arguments n'étant pas toujours objectifs. Les informations suivantes pourront éclairer votre décision. Beaucoup de parents utilisent la tétine dans le but de prolonger l'intervalle entre les tétées. Si cela n'empêche pas certains bébés de manger à leur faim, d'autres se retrouvent dans une sorte d'état de jeûne sans que l'on s'en aperçoive. La tétine perturbe le système de l'offre et de la demande sur lequel repose la lactation. Elle permet au bébé de satisfaire en partie son besoin de succion, ce qui peut avoir pour conséquence qu'il tète moins le sein et donc que sa mère ait moins de lait. Ce phénomène est plus particulièrement préjudiciable durant les six premières semaines, période au cours de laquelle la lactation se met en place.

La succion à la tétine n'est pas la même qu'au sein. Si certains bébés s'en accommodent parfaitement, chez d'autres, cette différence peut entraîner une confusion sein-tétine, pouvant déboucher sur des crevasses des mamelons, un refus du sein ou un sevrage prématuré. La tétine est un corps étranger introduit dans la bouche, qui gêne l'occlusion labiale.

Les études montrent que les enfants qui ont souvent une tétine en bouche souffrent plus souvent de muguet, d'otites et de déformations du palais et de la dentition. Ils sont plus nombreux à nécessiter le suivi d'un orthophoniste par la suite. À l'inverse, téter le sein renforce les muscles de la bouche et favorise une bonne dentition.

Plusieurs études attribuent un rôle protecteur à la tétine. Aucun inconvénient n'a été démontré pour l'allaitement. Enfin, il est souvent difficile de séparer un enfant de sa tétine quand il grandit.

### C'est votre choix

En raison de ces inconvénients, certains parents décident de se passer de tétine, même si cela rend parfois leur vie un peu plus stressante. D'autres adoptent la tétine. Prenez votre décision en fonction de votre situation familiale, votre appréciation personnelle et votre relation avec votre enfant. Ne vous laissez pas influencer.

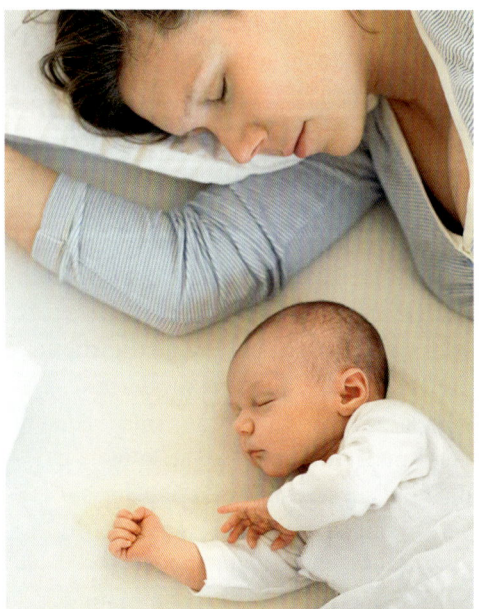

**Aujourd'hui comme hier, les bébés se sentent en sécurité auprès de leur mère.**

Si vous vous décidez pour la tétine, nous vous conseillons d'attendre au moins les six semaines de votre bébé pour laisser le temps à l'allaitement de se mettre en place. Par ailleurs, il est préférable de ne pas la lui proposer « à titre préventif », mais seulement s'il montre clairement les signes d'un besoin de succion et, dans tous les cas, avec parcimonie. S'il ne prend pas assez de poids, limitez l'usage de la tétine.

## Le sommeil de bébé

Les bébés ne dorment pas comme les adultes. Chez eux, les phases de sommeil profond et de sommeil léger sont plus courtes et plus fréquentes. Ils se réveillent plus souvent. Malgré la petite taille de son estomac, un nouveau-né doublera son poids au cours de ses quatre à cinq premiers mois. Il lui est donc nécessaire à la fois de manger très souvent en petites quantités et de dormir fréquemment pendant des laps de temps courts. De cette manière, il stimule la lactation, contribue à son développement cérébral et régule sa respiration. À six mois, deux tiers des enfants ont encore besoin d'au moins une tétée par nuit.

## Les nuits avec bébé

Pour beaucoup de mamans, allaiter plusieurs fois par nuit ne pose pas de problème. Il n'est pas rare qu'elles ne sachent plus exactement combien de fois elles ont donné le sein. Elles se réveillent souvent d'elles-mêmes juste avant que leur bébé ne se manifeste et lui donnent le sein sans le changer. Elles évitent ainsi un engorgement des seins et peuvent se rendormir facilement sous l'effet de la prolactine, l'hormone de la lactation. À l'inverse, d'autres mamans sont vite épuisées par les interruptions répétées de leur sommeil. Si vous êtes dans ce cas, vous pourrez limiter les dégâts avec quelques astuces, dont le principe essentiel est de ne pas s'encombrer de l'inutile la nuit. Avec le temps, vous n'aurez plus besoin d'être complètement réveillée pour donner la tétée et vous saurez récupérer en dormant moins longtemps.

Voici nos conseils pour dormir assez quand bébé ne fait pas encore ses nuits :

- Gardez votre bébé auprès de vous et allaitez de préférence allongée.
- Pour plus de confort, placez une couverture roulée dans votre dos et celui de votre enfant.
- Une lumière tamisée vous aidera à vous rendormir plus facilement.
- Il est généralement inutile de faire faire son rot à un nourrisson la nuit.
- Ne changez votre tout-petit qu'en cas d'absolue nécessité et gardez le matériel nécessaire près de vous pour éviter de vous lever.
- En journée, profitez des siestes de votre bébé pour vous reposer.
- Si on vous propose de vous aider dans les tâches ménagères, acceptez.

## Dormir avec bébé

Dormir avec votre bébé n'est pas seulement bénéfique pour l'allaitement. Vous pouvez répondre immédiatement à ses besoins, et l'apaiser par votre contact et votre chaleur. Vous limitez ainsi son stress. Vous favorisez son bien-être et permettez à tous les deux de dormir plus. C'est à vous qu'incombe le choix de la solution la mieux adaptée à votre famille : votre bébé peut dormir directement dans votre lit ou dans un berceau installé dans votre chambre. Un très grand lit parental, un lit à barreaux dont l'un des côtés a été retiré et qui est accolé au lit des parents ou encore un berceau indépendant – autant de solutions qui s'offrent à vous.

Vous craignez peut-être que votre enfant ne veuille plus jamais quitter votre lit si vous l'autorisez à y dormir. Cette inquiétude nous paraît infondée. En effet, tous les enfants évoluent si on prend la peine de répondre à leurs besoins en fonction de leur âge. Ils finissent par vouloir être plus indépendants et quittent d'eux-mêmes le lit de leurs parents. Si cette transition prend plus de temps que vous ne le voudriez, vous pouvez accompagner votre petit en douceur dans cette démarche au moment venu.

## Règles de sécurité

En matière de sommeil, il y a quelques règles de sécurité à respecter :

- Votre bébé doit dormir sur le dos sur un support ferme (les matelas à eau et les canapés convertibles sont inadaptés).
- Il ne doit pas y avoir d'espace entre le matelas, le cadre du lit et le mur.
- Votre bébé ne doit pas être trop chaudement habillé. Habillez-le d'une gigoteuse et ne placez pas de couette ni de couverture sur lui.
- Il ne doit pas dormir avec un oreiller. Ne mettez pas de peluche dans son lit. Les animaux domestiques sont interdits.
- L'un des parents doit dormir d'un œil pour surveiller bébé.
- Si l'un des parents souffre d'une grave surcharge pondérale, fume, a bu de l'alcool ou a ingéré des médicaments qui provoquent une somnolence, il ne doit

pas dormir dans le même lit que l'enfant, ce dernier devant en revanche rester dans la chambre de ses parents. Dans tous les cas, il est conseillé de garder votre bébé dans votre chambre pendant un an.

## Le rythme de sommeil de bébé

Peu à peu, votre bébé se développant et grâce au calme qui règne dans la maison la nuit, ses phases de sommeil s'allongent jusqu'à durer 4 à 5 heures. On dit alors qu'il fait ses nuits. C'est le cas de deux tiers des enfants de trois mois. Pour l'y aider, faites moins de bruit et baissez les lumières la nuit. Il arrive qu'un bébé dorme plus longtemps, mais c'est loin d'être la règle. Si votre tout-petit ne prend pas assez de poids ou présente un risque accru de trouble des fonctions respiratoires, il est recommandé de le réveiller la nuit pour lui donner la tétée. Lorsque votre bébé dormira mieux, ne soyez pas surprise s'il change de nouveau de rythme de sommeil plus tard, par exemple au moment où il fera ses dents.

### Peut-on modifier le rythme de sommeil de bébé ?

Le plus simple est de patienter jusqu'à ce que votre bébé trouve lui-même son rythme de sommeil. Évidemment, cela peut être épuisant. Aussi reposez-vous dès que l'occasion s'en présente dans la journée, limitez vos obligations et faites-vous aider. Pensez à prendre l'air et octroyez-vous un bon bain chaud le soir : vous ne dormirez que mieux.

Certains parents consacrent beaucoup de temps et d'énergie à essayer d'endormir leur bébé. Les jeunes parents ont tendance à comparer le sommeil de leurs enfants respectifs – sans toujours avouer la vérité. Quels que soient les conseils prodigués, il ne faut pas oublier que la plupart des bébés doivent s'alimenter la nuit ▶ page 70 et ont besoin de leurs parents pour s'endormir. Les expériences sont très variables. Certains bébés dorment plus, parce qu'ils renoncent à exprimer leurs besoins. D'autres sont submergés par un trop-plein d'émotions ou des angoisses qui les empêchent de dormir. Assurez-vous que les conseils que l'on vous donne sont adaptés aux besoins de votre enfant et suivez votre instinct.

# Rôle des parents

La question du sommeil est souvent corrélée à celle de l'éducation : « Est-ce que je gâte trop mon enfant en l'allaitant à la demande, y compris la nuit ? Ne vaudrait-il pas mieux commencer à fixer des limites ? » L'éducation ne peut se faire que sur la base d'une relation forte s'instaurant entre parents et enfants. Votre principale priorité est donc d'établir un lien profond avec votre bébé dès sa naissance. La sécurité que lui procure cette relation l'aide à s'autonomiser ▶ page 10. Le gâter, ce serait faire systématiquement à sa place ce qu'il est capable de faire. Ces capacités ne sont pas les mêmes à tous les âges. Pour un bébé, par exemple, c'est l'empêcher de réclamer sa tétée.

En revanche, si vous répondez à ses pleurs et aux signes de faim qu'il envoie, vous lui montrez qu'il peut obtenir ce qu'il désire en exprimant ses besoins.

Vous ne ferez pas de votre tout-petit un enfant gâté en répondant à son besoin de présence et de nourriture, même la nuit. Au contraire : vous renforcerez à la fois la relation qui vous unit et sa confiance en lui.

## Poser des limites

Évoluant avec l'âge, les limites dont votre enfant a besoin – dans l'espace et au sens figuré – renforcent son assurance.

En veillant à ce qu'il ne tombe pas de sa table à langer ou en ne jouant pas avec lui au milieu de la nuit, vous imposez ses premières limites à votre bébé. La nuit comme le jour, les limites changent en permanence en fonction de l'âge, mais aussi des besoins de l'enfant. Répondre aux besoins de votre bébé n'implique pas qu'il va se transformer en despote en grandissant.

## Comprendre son enfant

La plupart du temps, vous comprendrez votre bébé. Mais vous aurez parfois du mal à savoir ce qu'il essaie de vous dire. Si les mots lui font défaut, il a dans son arsenal d'autres moyens de s'exprimer. Quand il cherche le sein juste après

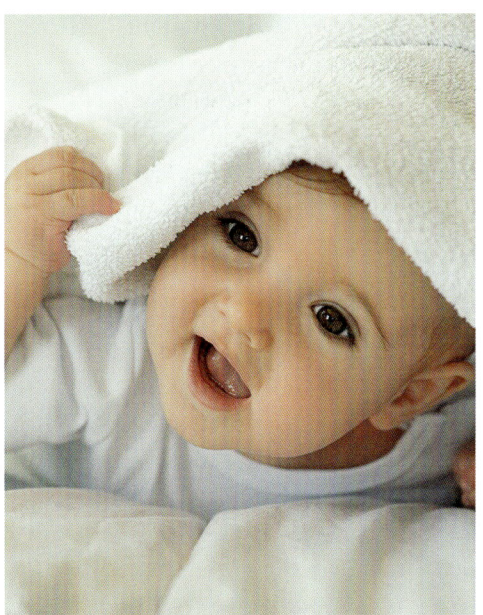

Curieux, bébé apprécie le contact.

sa naissance, il dit : « Je te cherche. » Une succion intensive signifie sans aucun doute : « J'ai besoin de toi. » S'il pleure devant le sein, comprenez : « Je n'y arrive pas. » Quand il serre les poings au début de la tétée, il vous signale qu'il a très faim. Pour indiquer qu'il est rassasié, il détend ses mains à la fin de la tétée. Si votre bébé pleure beaucoup dans la journée alors qu'il élimine bien ▸ page 67, cela signifie : « J'ai assez mangé. Je pleure pour une autre raison. » Un bébé qui pleure longtemps et ne va pas suffisamment à la selle veut faire comprendre qu'il a faim. Enfin, si votre bébé ne salit presque pas ses couches, pleure très peu et dort beaucoup, il appelle à l'aide : « J'ai besoin de manger plus. » Les bébés qualifiés de « faciles à vivre » sont souvent des bébés dont on ignore les désirs, parce qu'ils s'expriment avec trop de discrétion. Les bébés qui font part de leurs besoins haut et fort ont beaucoup plus de chance d'obtenir rapidement ce qu'ils demandent.

## Développement du langage

Dès le premier jour, vous pratiquez à la fois la communication non verbale et le langage parlé. Vous expliquez à votre bébé ce que vous faites sans même y penser. Parlez-lui normalement en employant des phrases simples. Dans un premier temps, il va écouter les mots que vous prononcez et être attentif à votre intonation. Progressivement, il vous comprendra de plus en plus. Beaucoup plus tard, il commencera à parler. Pour apprendre sa langue maternelle, un enfant a besoin d'un contact direct (que la télévision ou le téléphone ne peuvent pas lui offrir). Suivez ces quelques trucs pour faciliter la communication avec votre bébé. Parlez-lui directement et regardez-le en face. Il vous écoutera mieux. Dans sa poussette ou dans tout autre système de portage, votre enfant doit être toujours placé face à vous de sorte que le contact visuel soit possible. Ôtez-lui sa tétine : vous interpréterez beaucoup plus facilement les expressions de son visage et il pourra s'exercer plus à son aise à prononcer les sons qui lui serviront à développer son langage.

## Que signifient les pleurs ?

Les pleurs constituent l'un des moyens d'expression du bébé et extériorisent une grande énergie. L'enfant perçoit un déséquilibre et essaie d'évacuer le stress qui en découle. Il « va chercher ses parents » qui sont en mesure de satisfaire son besoin ou essaie d'apaiser la tension accumulée. Il est essentiel qu'une réponse lui soit apportée sous une forme ou une autre : comblez son besoin, calmez-le ou accompagnez ses pleurs. Réconfortez immédiatement votre bébé dès qu'il pleure, même si vous ne parvenez pas à le calmer tout de suite à chaque fois. Vous réduirez son stress physique et psychologique, et il saura qu'il peut vous faire confiance.

### Que faire quand bébé pleure ?

Votre bébé pleure. Ses pleurs déclenchent certains sentiments en vous. Vous devez rester calme et attentive. Comment vous sentez-vous ? Que ressentez-vous dans votre corps ? Qu'est-ce qui vous ferait du bien ? Qu'est-ce qui pourrait vous aider à vous détendre ? Même quand votre bébé vous semble malheureux, vous devez ne pas perdre confiance en vous. Respirez profondément par le ventre, décrispez vos épaules et vos mâchoires, sentez le sol sous vos pieds, pensez à une personne qui vous est chère.

Demandez par exemple à votre conjoint de vous prendre dans les bras pendant que vous tenez votre enfant qui pleure. Cela vous aidera à rester sereine.

### De quoi mon bébé a-t-il besoin ?

Pour commencer, vérifiez ses besoins fondamentaux. Interrogez votre enfant. Peut-être vous donnera-t-il une réponse à travers ses réactions. A-t-il faim ? Un bébé qui pleure n'a pas forcément faim. S'il ne prend pas le sein que vous lui proposez, c'est qu'il ne souhaite pas téter tout de suite. Réessayez un peu plus tard. A-t-il trop chaud ou trop froid ? Sa couche est-elle sale ? Est-il fatigué ? A-t-il besoin d'aide pour s'endormir ? A-t-il envie qu'on le prenne dans les bras ou voudrait-il bouger un peu plus ? A-t-il mal ?

### Solutions concrètes

Si, alors que ses besoins essentiels sont satisfaits, votre bébé continue de pleurer, vous pouvez expérimenter certaines des solutions éprouvées que nous vous proposons. Dans tous les cas, efforcez-vous de garder votre calme. Si vous êtes trop tendue – ce qui est parfaitement compréhensible – la plupart de ces conseils ne porteront pas leurs fruits. Le contact peau à peau est une solution merveilleuse pour tranquilliser un bébé. Allongez votre tout-petit nu sur votre buste dénudé ou bien prenez un bain ensemble. Parlez-lui calmement, massez-le doucement, chantez ou mettez de la musique relaxante.

Plusieurs positions peuvent contribuer à calmer votre bébé. Pour l'aider à évacuer les gaz, placez-le à plat ventre sur votre avant-bras, les jambes et les bras pendants.

Asseyez votre bébé sur vos genoux, son petit dos contre votre buste. Posez une main sur son ventre et tenez-lui la tête de l'autre main. Si votre bébé se cambre en pleurant, aidez-le à arrondir son dos, sa position naturelle. Les mouvements doux que vous effectuez quand vous prenez votre enfant dans une écharpe de portage, dans un rocking-chair ou sur un ballon de gymnastique lui rappellent ce qu'il ressentait dans votre ventre. Essayez de l'apaiser en l'enveloppant dans un grand morceau d'étoffe sans contraindre ses bras.

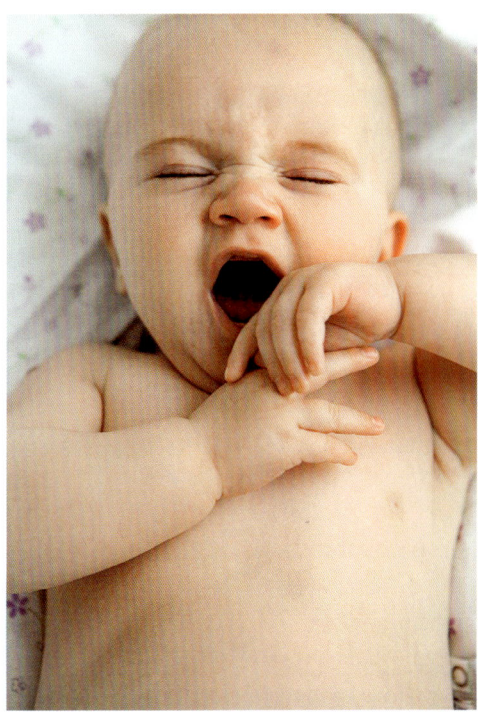

Quand il est fatigué, un bébé a besoin d'un peu de distance et se met en retrait.

Veillez à ce que votre famille suive un rythme de vie régulier. S'il y a trop d'animation chez vous, retirez-vous dans une pièce calme ou éteignez la télévision (si elle est allumée).

Parfois, il suffit simplement que ce ne soit pas la maman, mais le papa ou une autre personne qui prenne l'enfant dans ses bras pour qu'il cesse de pleurer. Pendant les moments calmes de la journée, portez-le le plus longtemps possible ou jouez avec lui. Un enfant ainsi conforté pleure moins. Offrez aussi à votre bébé l'occasion de bouger et de prendre l'air.

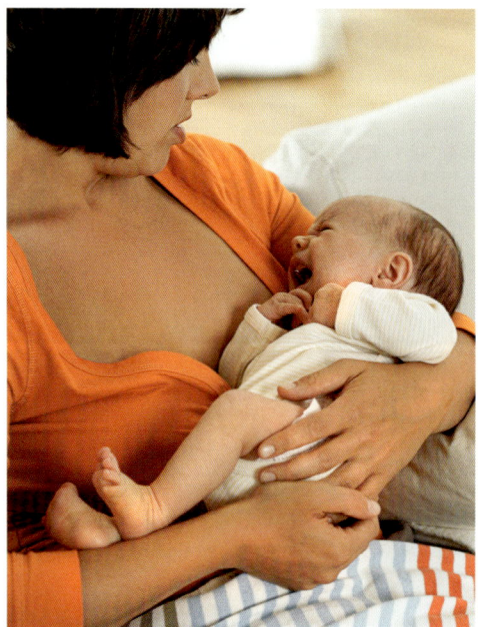

**Un bébé se calmera plus facilement si la maman garde, elle aussi, son calme.**

### Bébé est agité devant le sein

Outre les conseils pratiques donnés
▶ **pages 52-54 et 108,** efforcez-vous d'apaiser votre bébé en restant calme et en lui expliquant ce qui lui arrive : « Tu as avalé de travers et tu as eu peur » ou « Tu n'arrives pas à prendre le sein. Je sais que c'est frustrant, mais tu finiras par y arriver ». Avant de refaire un essai, tranquillisez-le : il vaut mieux attendre qu'il se détende.

### Et si c'était les coliques ?

Des pleurs incessants peuvent s'expliquer par des coliques. Signes typiques : le bébé crie très fort, car il a des crampes d'estomac douloureuses. Sa paroi abdominale est tendue et il plie les genoux. Cela peut se produire plusieurs fois par jour, le plus souvent le soir.

### Que faire en cas de coliques ?

Si votre bébé avale trop d'air quand il tète, vérifiez sa position au sein, n'interrompez pas les tétées et laissez-le le plus longtemps possible au même sein.
La tétine fait aussi avaler beaucoup d'air. Laissez-le gigoter ses jambes à loisir sans l'encombrer d'une couverture. Un petit massage du ventre peut également l'aider à évacuer les gaz. La fumée de cigarette est une autre cause possible des coliques. Protégez-en votre bébé. Enfin, sachez que les laits artificiels n'améliorent pas les coliques.
Si les coliques persistent malgré vos efforts, interrogez-vous sur votre propre

alimentation. Les aliments le plus souvent responsables de réactions chez les bébés allaités sont les produits à base de lait de vache, la viande de bœuf, les œufs, les produits à base de blé, les agrumes, les légumes provoquant des ballonnements et les compléments en fer. Supprimez un aliment à la fois de votre alimentation pendant deux semaines. Si vous observez une amélioration pendant cette période et les coliques réapparaissent lorsque vous le réintroduisez, il est préférable de vous en priver tant que vous allaitez. En grandissant, les enfants tolèrent de plus en plus d'aliments.

### Et si bébé pleure vraiment beaucoup ?

Vous avez répondu aux besoins de votre bébé et il continue de pleurer ? La tension peut monter rapidement chez les parents comme chez l'enfant.
Si votre bébé pleure beaucoup et souvent, assurez-vous qu'il mange suffisamment et prend assez de poids ▸ pages 67, 104. Votre médecin pourra en outre éliminer une éventuelle maladie. Dans certains cas, le problème vient d'une tension ou d'une asymétrie au niveau des muscles, des tissus ou des os. Il existe des traitements spécifiques. Certains bébés ont tout simplement besoin de plus d'attention. Ils ont de plus grands besoins sans nécessairement être malades ou stressés. Quelquefois, l'enfant « raconte » des choses en pleurant et ses parents l'écoutent pour le soulager.

Si les pleurs de votre bébé deviennent insupportables, cherchez conseil auprès de professionnels de la petite enfance. Ce sera ensuite à vous de décider si les mesures conseillées vous conviennent ▸ pages 22-23, 124.

## La journée avec bébé

Tout au long de votre grossesse, vous avez porté votre enfant dans votre ventre en contact direct avec vous. Aujourd'hui, il apprécie toujours d'être porté, de se blottir contre vous et de sentir votre corps. Vous pouvez porter votre bébé dès sa naissance aussi longtemps et aussi souvent que cela vous est agréable à tous les deux. Vous sentirez aussi quand il aura envie de bouger et n'aura plus besoin de votre contact physique.
Le contact physique créé par le portage vous aide à mieux vous connaître mutuellement et à satisfaire votre bébé. De plus, il stimule la lactation. Bien sûr, vous pouvez prendre votre enfant dans vos bras. Les solutions de portage vous permettent toutefois de le porter chez vous ou en balade de manière confortable, tout en ayant les mains libres. Les papas aiment aussi porter leur bébé.
Il existe différents types de nœuds adaptés aux différentes tranches d'âge. Suivez les instructions du fabriquant ou faites-les vous expliquer. Vous prendrez rapidement le coup de main. Si vous portez votre bébé dans la position de la berceuse

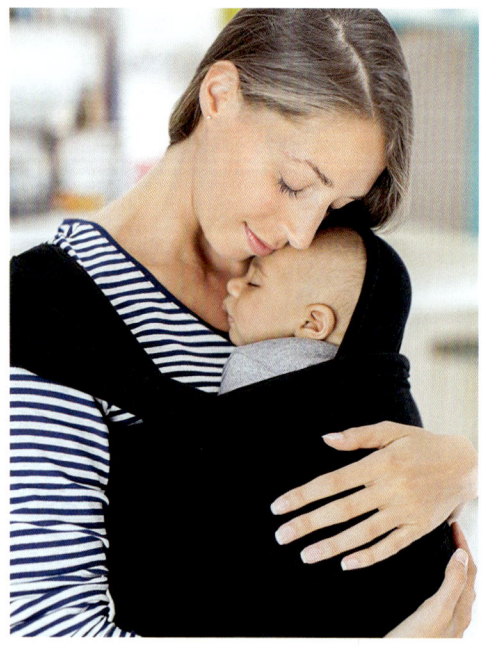

ou en position verticale devant vous, vous pourrez facilement l'allaiter.

Après avoir porté longtemps leur bébé en écharpe, il est conseillé au papa ou à la maman de faire un peu de gymnastique pour s'étirer et se détendre. Allongez votre bébé au sol, il appréciera sa liberté de mouvement.

## Les différents systèmes de portage

Les écharpes de portage de qualité sont en fibres naturelles et tissées selon une technique spéciale qui permet de maintenir une élasticité dans le biais du tissu. Elles doivent pouvoir être nouées solidement. Nous vous conseillons de choisir une écharpe de plus de 4 m. Cette longueur autorise tous les nœuds possibles et reste confortable pour les personnes de plus forte corpulence. On trouve aussi dans le commerce des écharpes en jersey destinées aux bébés de petite taille. Faciles à installer, les porte-bébé préformés sont réglables en fonction de la corpulence du porteur et de l'âge de l'enfant. Ce dernier est porté dans le dos ou sur la poitrine. Les écharpes de portage à anneaux (slings) sont dotées d'un système de fixation composé de deux anneaux très facile à régler. On les porte en diagonale sur l'épaule. Elles sont très pratiques pour allaiter ou pour porter bébé en appui sur la hanche pendant une courte durée. Les siège-coques sont à réserver à la voiture pour la sécurité du bébé.

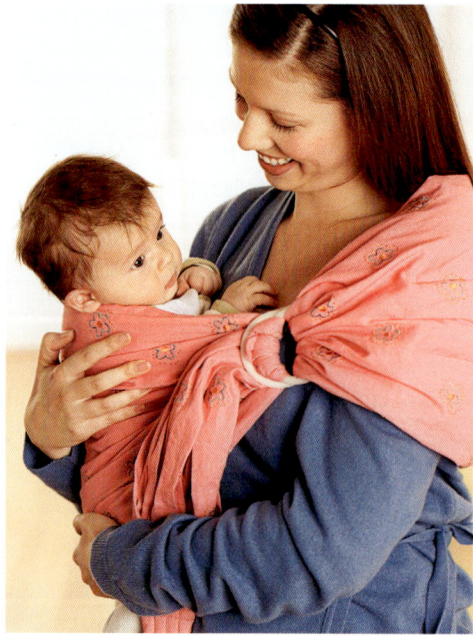

**Il existe de nombreux systèmes de portage.**

Dans un siège-coque utilisé en dehors de la voiture, votre bébé n'a en effet aucun contact visuel et physique avec vous et ressent toutes les secousses sans qu'elles soient amorties. De plus, le dos du porteur est mis à rude épreuve. Une fois le trajet en voiture terminé, sortez votre enfant du siège-coque et portez-le dans vos bras ou dans l'un des systèmes de portage mentionnés. Chez vous, évitez les cosys et les transats. Installez votre bout de chou sur une couverture au sol. Il pourra ainsi bouger à sa guise, expérimenter et se développer à son rythme.

### Bien choisir son système de portage

Tout système de portage doit offrir un maintien suffisant. Vérifiez les critères suivants avant de faire votre choix :

- Le dos de votre bébé doit être bien soutenu, de même que sa tête jusqu'à ce qu'il la tienne tout seul.
- L'enfant doit être étroitement blotti contre le porteur et son dos légèrement arrondi. Son corps ne doit pas se tasser sur lui-même.
- Ses jambes doivent être écartées et pliées. Elles ne doivent pas être tendues ni pendre mollement dans le vide.
- Le visage du bébé doit toujours être tourné vers l'adulte.

## En promenade avec bébé

Après votre accouchement, vous pouvez reprendre certaines activités et emmener votre enfant avec vous. Il pourra vous accompagner aux réunions des parents d'élève, aux courses ou en promenade et, pourquoi pas, à vos rendez-vous professionnels. À vous de décider si ces sorties sont adaptées ou à éviter. Quand on allaite, l'avantage est qu'on n'a pas à se soucier de la nourriture. On a tout ce qu'il faut sur soi ! Il vous suffit d'emporter un sac à langer, des vêtements propres et, si vous le souhaitez, un système de portage. Si jamais il a faim, cherchez un siège confortable ou un « coin bébés » et mettez-le au sein. Au bout de quelques semaines, vous en aurez tellement pris l'habitude que vous pourrez allaiter n'importe où en toute discrétion, sous un châle ou un haut ample. Ce n'est pas parce que vous allaitez que vous devez rester chez vous !

### Maman s'absente

Beaucoup de bébés ont du mal à se séparer de leur mère, qui, de son côté, ne le vit pas toujours bien. Mais certaines femmes ressentent le besoin de pouvoir faire des choses sans leur enfant. Les nouveau-nés peuvent supporter sans problème d'être séparés quelques heures de leur maman, à condition qu'ils se sentent en sécurité avec la personne qui les garde. Il est important que vous disiez au revoir à votre bébé, même s'il est en train de pleurer. Il passera plus facilement ce cap si vous prenez le soin de tirer votre lait afin qu'il lui soit donné à la cuillère ou dans un petit gobelet pendant votre absence ▶ page 57.

En revanche, dans leur première année de vie – et souvent aussi dans la deuxième – de nombreux enfants réagissent mal aux longues absences de leur mère, par exemple pour un week-end. Comme ils n'ont aucune notion du temps, ils ont l'impression que cette séparation est définitive. Incapables de comprendre que leur mère va revenir, ils perdent plus ou moins confiance en elle. Vous pouvez éventuellement envisager d'emmener votre petit avec vous.

Si vous devez vous absenter régulièrement, prenez soin d'accoutumer progressivement votre enfant à la nouvelle situation et de lui permettre de se familiariser avec la personne chargée de le garder ▸ page 93.

## L'allaitement et vous

Allaiter votre enfant vous procure sans doute une joie profonde et vous permet de nouer une relation unique avec lui. Vous observez avec fierté sa courbe de croissance en vous disant qu'il grandit uniquement grâce à votre lait. Ces sentiments euphoriques sont tout à fait ordinaires en la circonstance. Il arrive aussi que les débuts ne soient pas aussi parfaits. Vous vous reconnaîtrez peut-être dans la situation suivante. Vous venez de mettre bébé au sein et c'est le moment que choisit le téléphone pour sonner, le repas pour brûler sur la cuisinière et votre petite de trois ans pour réclamer d'aller aux toilettes – et,

bien sûr, ça ne peut pas attendre. Or, vous êtes fatiguée, épuisée. Vous voulez allaiter, vous aimez allaiter, mais trop, c'est trop.

Sachez que presque toutes les femmes sont envahies un jour ou l'autre par ces sentiments au cours de l'allaitement (et parfois plus tard). Il serait utopique de croire que l'on nage en permanence dans le bonheur quand on allaite.

Il peut vous arriver quelquefois de ne pas avoir envie d'allaiter. L'admettre ne signifie pas que vous voulez renoncer à nourrir votre bébé au sein. L'allaitement – comme la maternité – fait naître en vous des émotions contradictoires, positives comme négatives. C'est normal, laissez-les s'exprimer. Prenez soin de vous : mangez sainement, faites un peu d'exercice, reposez-vous dès que vous en avez l'occasion, faites-vous épauler et gardez le contact avec les personnes qui vous encouragent. Si cet état d'abattement perdure (dépression post-natale), consultez votre médecin.

### Pensez à vous

Il est évident que les besoins de votre tout-petit doivent être satisfaits. Mais il est aussi important de veiller à votre bien-être personnel. Vous devez certes prendre soin de votre bébé. Pour autant, vos propres besoins ne doivent pas passer à la trappe. Si vous êtes bien dans votre peau, votre bébé n'en ira que mieux. Avant tout, installez-vous confortablement pour allaiter ▸ page 64. Demandez-vous ensuite ce qui vous ferait plaisir et ce que vous pourriez faire avec votre enfant. Voici quelques idées :

- Portez votre bébé dans une écharpe ou posez-le sur une couverture et pratiquez votre activité préférée.
- Octroyez-vous de temps en temps une heure rien que pour vous.
- Faites-vous masser le dos.
- Chaque fois que bébé dort, la plupart des mères se précipitent pour faire tout un tas de choses. Pourquoi ne pas plutôt en profiter pour vous reposer et recharger vos batteries ?

## Activité physique et hygiène corporelle

Pendant la période d'allaitement, une activité physique régulière (évitez bien sûr les sports extrêmes) et une bonne hygiène corporelle vous aideront à vous sentir bien dans votre peau.

- Pour le sport, portez un soutien-gorge offrant un bon maintien.
- Cherchez des occasions de bouger avec votre bébé.
- Gardez vos habitudes d'hygiène et pensez à vous laver les mains après le change. L'allaitement ne requiert aucune autre mesure particulière.
- Veillez cependant à ne pas mettre de savon, de crème ou de parfum sur vos mamelons et vos aréoles
  ▶ page 19.
- Durant les premières semaines, lavez vos mains plus souvent afin d'éviter toute contamination.

- Si vous allez à la piscine avec votre enfant quand il aura grandi, faites attention à ce que votre maillot de bain ne soit pas trop serré au niveau de la poitrine.
- Si vous souffrez de crevasses ou d'une mycose, il est conseillé de renoncer à la piscine à cause du risque d'infection.

## Allaitement et stress

S'il est important d'être stimulé, un excès de stimulation peut facilement se transformer en stress. Un individu trop peu stimulé risque simplement de s'ennuyer. Et même, la curiosité le poussera peut-être vers de nouvelles expériences. Stress et allaitement s'influencent réciproquement.
La prolactine – l'hormone de la lactation – a pour rôle de stimuler la lactation, tout en ayant un effet relaxant sur la mère.

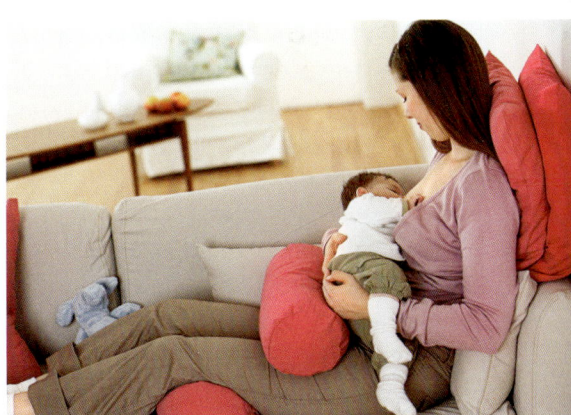

**Installez-vous confortablement pour allaiter. Vous avez certainement tout ce qu'il vous faut sous la main.**

Sa sécrétion augmente pendant les tétées. Beaucoup de femmes disent ainsi qu'allaiter leur bébé les déstresse. D'un autre côté, les hormones du stress peuvent affaiblir, voire inhiber, le réflexe d'éjection. Tant que cela n'est que temporaire, ce n'est pas problématique. Mais si le réflexe d'éjection est entravé trop longtemps par un stress constant, les seins se vident mal, ce qui provoque le ralentissement de la lactation.

### Agir contre le stress

Lorsque l'allaitement est bien en place, il ne se laisse pas si facilement perturbé. Si nécessaire, les conseils suivants vous aideront à lutter contre le stress :

- Acceptez l'aide que l'on vous propose, même si cela vous coûte.
- Ne soyez pas trop exigeante avec vous-même et limitez vos obligations.
- Effectuez les exercices de relaxation que l'on vous a conseillés lors de vos cours de préparation à l'accouchement. Ils peuvent encore vous faire du bien.
- Profitez de toutes les occasions pour vous reposer, bougez, rencontrez des gens.
- Dans les situations de stress exceptionnelles, comme la séparation du couple, un décès dans la famille ou de graves problèmes de santé ou financiers, certaines mères trouvent du réconfort dans l'allaitement.

Pour d'autres, donner la tétée dans ces circonstances éprouvantes est au-dessus de leurs forces. Elles préfèrent y renoncer pendant quelque temps ou passer à l'allaitement mixte. Dans tous les cas, prenez la décision qui vous convient le mieux eu égard à la situation que vous vivez. Ce qui compte, c'est l'amour qui vous unit à votre enfant, qu'il soit nourri au sein ou au biberon.

## Allaitement et alimentation

En principe, vous pouvez manger comme d'habitude. Vous avez le droit à (presque) tout. Vous serez certainement abreuvée de conseils sur le sujet. Cependant, s'imposer des restrictions alimentaires trop strictes peut nuire à l'allaitement et gâcher votre plaisir. Même si votre alimentation n'est pas parfaitement saine, votre organisme fabriquera un lait de qualité en puisant dans ses réserves. Mais c'est lui qui en pâtira dans ce cas. Pour votre bien, il est donc recommandé d'adopter un régime alimentaire sain et équilibré. Lisez ces quelques suggestions faciles à mettre en pratique :

- Il est préférable de prendre cinq repas légers au lieu de trois repas copieux. Consommez des protéines plusieurs fois par jour. Vous en trouverez dans les œufs, la viande, le poisson, les fruits à coque, les légumes secs, les céréales (de préférence complètes), le lait et les produits laitiers.
- Vous trouverez le calcium dont vous avez besoin non seulement dans les produits laitiers, mais aussi, par exemple, dans les graines de sésame, les fruits à coque, les graines de lin,

le soja, le brocoli, le fenouil, les olives, les figues, les dattes et les légumes secs. Il n'est pas nécessaire de manger plus de produits laitiers qu'auparavant.

- Votre corps a besoin de graisses de qualité : préférez les huiles obtenues par pression à froid.
- Mangez beaucoup de fruits et de légumes.
- Vous pouvez aussi vous laisser tenter par des plats modérément épicés.

Les dépenses caloriques supplémentaires induites par l'allaitement font fondre les réserves de graisse accumulées par l'organisme pendant la grossesse. Une perte de poids jusqu'à deux kilos par mois est raisonnable. Ce n'est pas le moment de vous lancer dans un régime drastique.

## Cas particuliers

La plupart des mamans qui allaitent n'ont à renoncer à aucun aliment. Toutefois, en cas d'allergie ou d'intolérance de la mère ou de l'enfant, l'alimentation devra être adaptée en conséquence ▸ page 111. Des coliques persistantes peuvent pointer une allergie ▸ pages 76–77.

Si, parce que vous êtes végétarienne, vous ne mangez pas de viande, mais des œufs et des produits laitiers, votre consommation de protéines est suffisante. En revanche, si vous ne mangez aucun aliment d'origine animale ou suivez un régime macrobiotique, demandez conseil à un diététicien pour prévenir d'éventuelles carences susceptibles de nuire à la lactation.

## Buvez suffisamment

Pendant l'allaitement, soyez attentive à votre sensation de soif. À chaque tétée, préparez-vous un verre d'eau, un jus de fruit ou une infusion. Par contre, il est inutile de se forcer à boire en grandes quantités. Cela n'augmente pas la quantité de lait produite. Des urines claires et des selles régulières sont le signe que vous buvez suffisamment. Les tisanes d'allaitement, notamment à base de fenugrec, de houblon, de mélisse, de sureau, de fenouil, d'anis et de cumin, ont pour but de stimuler la lactation. Elles sont efficaces chez certaines femmes. À l'inverse, la sauge et la menthe poivrée freinent la lactation.

## INFO

### BIEN MANGER QUAND ON EST PRESSÉ

Si vous n'avez pas beaucoup de temps pour vous préparer à manger, faites le plein d'aliments sains tels que les fruits, les légumes crus, les fruits à coque, les yaourts, les flocons d'avoine, les mueslis, le fromage et le pain complet.

## Entourage

Quand un enfant naît dans une famille, beaucoup de personnes sont concernées.

La première d'entre elles est bien sûr le papa. Mais tous les autres membres de votre entourage exercent également une influence sur vous, votre vie et votre allaitement – et inversement.

## Un petit mot pour le papa

Nombreux sont les pères qui s'investissent pleinement dans la grossesse et l'accouchement de leur compagne. Les sentiments qui les animent peuvent être de natures diverses. Comblés, ils ressentent un amour immense pour le nouveau-né dès le premier regard. Parfois, ils prennent brusquement conscience de la responsabilité qui va de pair avec leur nouveau rôle. Il leur arrive

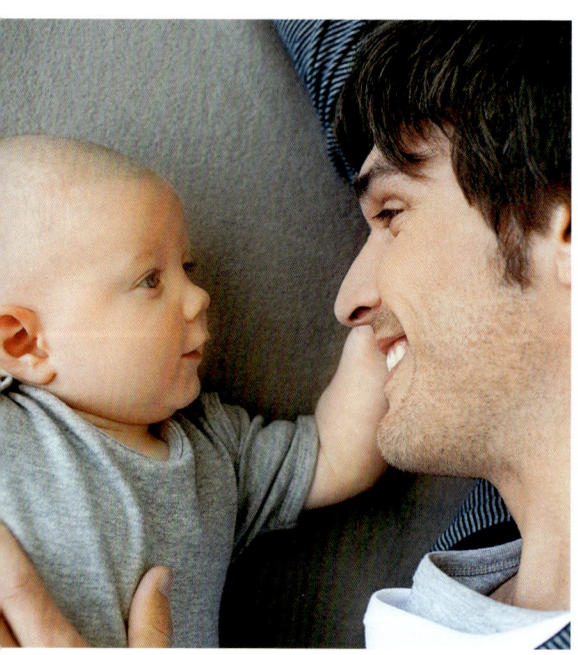

Bébé découvre papa avec curiosité.

aussi de se sentir exclus de la relation étroite qui unit leur compagne et leur enfant. Certains papas ont du mal à définir précisément ce qu'ils ressentent. Ces sentiments contradictoires sont naturels et ne vous empêcheront en rien de bâtir une relation solide avec votre tout-petit. Dans cette nouvelle configuration, l'essentiel est de vous impliquer dès la naissance auprès de votre bébé et de la maman, même si vous avez de temps à autre l'impression d'être perdu. C'est petit à petit que vous deviendrez père. Votre bébé vous y aidera : en vous regardant, en vous montrant qu'il se sent bien dans vos bras.

Avec le temps, votre relation sera de plus en plus naturelle. Il existe de nombreuses occasions d'être proches de son enfant en dehors de l'allaitement quand on est papa. Vous pouvez passer du temps en tête-à-tête avec votre petit ange : vous pouvez le changer, lui donner son bain, le porter, jouer avec lui, lui faire des câlins. Votre bébé appréciera sans aucun doute de partager un bain avec vous ou d'être posé en peau à peau contre votre torse nu.

### Le papa et l'allaitement

La mère de votre enfant a besoin d'être encouragée et valorisée. Elle doit sentir combien il est important pour vous qu'elle ait fait le choix de l'allaitement. Enlacez-la pendant qu'elle donne le sein : cela lui fera un bien fou. Massez-la. Le massage ne doit pas forcément être long et profond.

Quelques gestes doux dans le dos, accompagnés de mots d'encouragement, l'aideront à se détendre et à se sentir dorlotée. A-t-elle besoin d'un coussin, d'un petit en-cas ou d'un verre d'eau ? Occupez-vous du bébé pour lui laisser de temps en temps au moins une demi-heure à elle et faites-en un peu plus que d'habitude côté ménage – tous ces petits gestes sont très importants. Il suffit souvent de peu de chose pour rendre les premiers jours avec bébé plus simples et moins fatigants.

### Le couple évolue

La relation entre le père et la mère constitue le socle de la nouvelle famille. Pour le moment, ils ont moins de temps et d'énergie à consacrer à leur couple et à leur sexualité. Leur nouveau devoir commun – la parentalité – est venu s'ajouter au tableau. C'est une chance de faire évoluer le couple. Les occasions de contact et d'échange n'ont pas disparu. Elles sont simplement différentes. Les premiers temps avec bébé sont propices aux incompréhensions. Ce n'est pas la relation qui est en cause, mais la nouvelle situation. Les éventuels conflits latents qui existaient avant la naissance de l'enfant ne pourront être résolus que si le couple s'y attaque de front. Sinon, ils risquent au contraire de se renforcer. Il n'est pas rare que l'on reporte la faute sur le bébé.

Après la naissance de leur enfant, il est primordial que les jeunes parents passent du temps ensemble, par exemple quand bébé dort ou à l'occasion d'une promenade. Votre conjoint et vous-même avez besoin de ces instants précieux pour parler de vos sentiments, des bouleversements qui ont lieu dans votre vie et des angoisses qu'ils peuvent susciter, de votre bonheur, mais aussi de vos besoins. La communication est la clé. Votre compagnon ne sait peut-être pas ce que vous désirez et vous attendez peut-être de lui qu'il le devine. Parler permet de clarifier les attentes de chacun.

## Allaitement et sexualité

À la naissance de leur enfant, l'homme et la femme deviennent père et mère, mais ils ne cessent pas pour autant d'être un couple. La sexualité continue de constituer une partie essentielle de leur relation. Pour certains couples, le sexe peut devenir un sujet sensible.

Dans les premiers temps, les deux parents sont souvent très fatigués à cause du bébé et la femme peut ne désirer aucun autre contact physique. C'est l'occasion de faire preuve de tendresse et d'attention autrement.

Mais un jour, le désir revient. Évidemment, ce serait une erreur de croire que tout va recommencer exactement comme avant. Parlez en toute franchise et soyez ouverts. Soyez le plus flexibles possible, par exemple s'il vous faut choisir des horaires ou des lieux différents de ceux que vous appréciiez avant le bébé. Et si votre tout-petit se réveille au mauvais moment, prenez-le avec humour…

Patience et imagination (variez les positions) viendront à bout des éventuelles difficultés physiques. La gymnastique périnéale est utile avant et après l'accouchement. En cas de sécheresse vaginale due aux bouleversements hormonaux, n'hésitez pas à utiliser un lubrifiant. Certaines femmes n'apprécient pas les caresses sur les seins pendant cette période. Il faut savoir qu'il arrive que du lait s'écoule des mamelons lors des rapports. C'est une réaction normale de l'organisme.

**Papa et maman profitent ensemble de leur enfant. C'est aussi l'un des ciments du couple.**

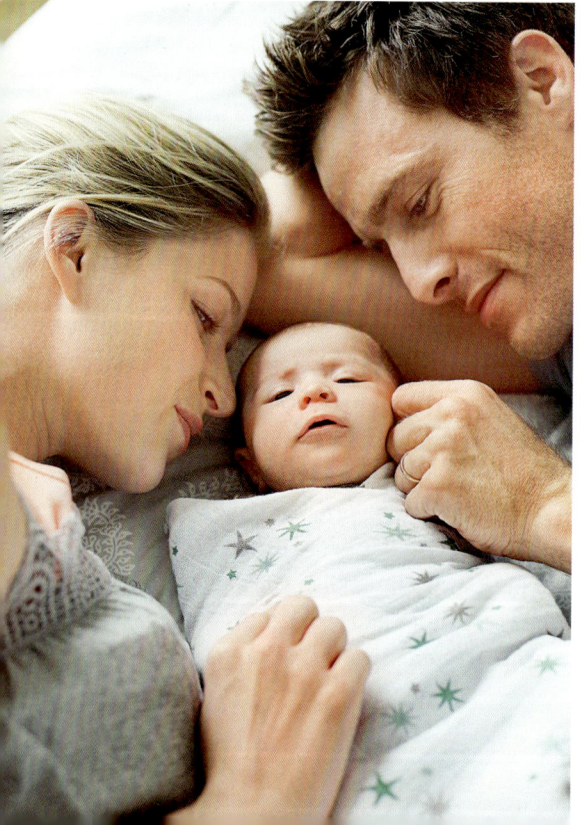

## Contraception

Quand on vient de mettre au monde un enfant, mieux vaut attendre d'avoir recouvré ses forces et d'être pleinement disponible avant de retomber enceinte. D'ailleurs, la peur d'une nouvelle grossesse peut nuire à la relation amoureuse. Aussi ne tardez pas pour choisir la méthode de contraception qui vous convient.
Les méthodes contraceptives compatibles avec l'allaitement sont les suivantes :
- Les contraceptifs non hormonaux, par exemple le préservatif ou le diaphragme, n'ont aucune influence sur l'allaitement.
- En ce qui concerne la contraception hormonale, les gynécologues préconisent actuellement d'attendre un délai de six semaines après l'accouchement avant la prise de produits purement progestatifs (micropilules, piqûre tous les trois mois de progestatifs retards, implants), réputés compatibles avec l'allaitement. Les produits associant œstrogènes et progestérone sont à éviter pendant l'allaitement, les œstrogènes pouvant provoquer une baisse de la sécrétion de lait. Si vous en prenez, vous n'êtes cependant pas obligée de sevrer votre enfant. Il vous faudra simplement contrôler plus souvent son poids.
- La méthode naturelle consistant à observer sa courbe de température et sa glaire cervicale peut être efficace, mais requiert une très longue expérience. Faites-vous accompagner par un professionnel.

## L'allaitement comme moyen de contraception

Au cours des six premiers mois, vous pouvez, dans certaines conditions, utiliser l'allaitement comme moyen de contraception, le temps de trouver une autre méthode. L'allaitement est la méthode de contraception la plus répandue dans le monde. On parle de « méthode de l'allaitement maternel et de l'aménorrhée » (MAMA). Attention : l'ovulation n'est bloquée que si les hormones de l'allaitement agissent en continu. Les études montrent que le taux d'efficacité de l'allaitement en tant que méthode contraceptive s'élève à 98 % si toutes (!) les conditions suivantes sont remplies :

- Le bébé est âgé de moins de six mois, est allaité exclusivement (aucun complément en eau, infusion ou aliments solides) et ne tète ni biberon ni tétine.
- Le bébé est allaité fréquemment et régulièrement, en journée comme la nuit. Le laps de temps entre les tétées ne dépasse pas quatre heures. Une pause de six heures par 24 heures est possible. Le temps total d'allaitement par 24 heures est au minimum de 90 à 120 minutes (généralement beaucoup plus).
- La mère n'a pas de saignements vaginaux après le 56ᵉ jour suivant l'accouchement.

Jusqu'à la huitième semaine après l'accouchement, les saignements vaginaux sont considérés comme des lochies et non comme des règles. La plupart des femmes qui pratiquent un allaitement exclusif n'ovulent pas et n'ont pas leurs règles au cours des premiers mois suivant la naissance de leur bébé. Quand ce n'est pas le cas, la MAMA n'est donc pas adaptée. Chez d'autres femmes, les règles ne reviennent qu'après le sevrage de l'enfant. Si vous ne voulez prendre aucun risque, combinez la MAMA avec un autre moyen de contraception compatible avec l'allaitement (préservatif, diaphragme, spermicides).

## Élever son enfant seule

Aujourd'hui, les mères célibataires ne sont plus des cas isolés. Certaines choisissent même délibérément ce mode de vie. Mais pour la plupart, cette situation n'est ni souhaitée, ni prévue. En plus de devenir maman, la mère célibataire doit parfois faire le deuil de sa relation amoureuse et affronter des problèmes d'ordre financier et pratique. C'est un véritable défi que de réussir à organiser sa vie en réussissant malgré tout à bâtir une relation mère-enfant équilibrée et à y trouver du bonheur. Quand on élève seule son enfant, tout est plus difficile. Les avantages de l'allaitement deviennent alors encore plus intéressants. C'est une éclaircie dans vos vies, une source de joie, même dans des circonstances déplaisantes. Un bébé allaité est moins souvent malade. De plus, l'allaitement est pratique, facile à organiser et économique.

Les problèmes financiers sont plus courants quand on élève seul son enfant. Si vous parvenez toutefois, avec l'aide de vos proches, à prendre un congé suffisamment long pour vous occuper de votre petit, vous ne manquerez sans doute pas d'apprécier ces moments précieux avec lui. Ce temps partagé avec votre enfant n'est pas seulement bénéfique à l'allaitement. Il permet aussi de construire une relation profonde avec lui.

### Gérer le quotidien

Dès que vous êtes certaine que vous devrez élever votre enfant seule, cherchez de l'aide. La plupart du temps, la famille et les amis acceptent la situation sans la juger, se réjouissant de la venue du bébé, et offrent spontanément leur soutien. Cependant, si vos proches se montrent guère compréhensifs face à votre situation, il est peut-être préférable de rechercher du soutien ailleurs. Vous pouvez nouer des contacts lors de vos séances de rééducation périnéale, de cours de massage pour bébé ou encore de groupes de parole mamans-enfants. Les réunions d'information sur l'allaitement sont accessibles dès la grossesse. Il existe également des cours de préparation à l'accouchement réservés aux mères célibataires, où vous pourrez vous faire accompagner, si vous le souhaitez, d'une amie ou d'une parente. Souvent, des groupes de soutien informels se mettent en place. Mais vous pouvez tout à fait suivre des cours classiques, destinés aux couples, si la personne qui les dispense possède le tact nécessaire pour que vous vous y sentiez à l'aise. Préparez-vous à l'arrivée de votre enfant pendant votre grossesse (par exemple, simplifiez l'organisation de votre maison et achetez les affaires pour bébé). Cela allégera votre quotidien après la naissance ▸ pages 21-22. Le suivi de votre sage-femme vous sera d'une grande utilité.

## Les frères et sœurs

L'arrivée d'un bébé est aussi un bouleversement pour ses frères et sœurs, en particulier le plus jeune. Souvent, ce sont encore eux-mêmes des bébés ou des enfants en bas âge. Ils sauront vous montrer quand ils auront besoin de vous.

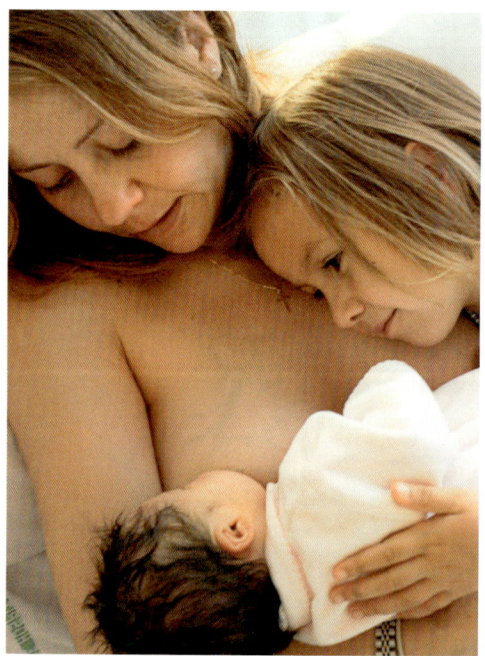

**Les frères et sœurs peuvent aussi prendre part à l'allaitement.**

En répondant à leur demande, vous renforcerez leur confiance. Ne leur en demandez pas trop en tant que « grand » frère ou « grande » sœur. Les aînés sont spontanément attentionnés envers le petit dernier, mais ils ont aussi besoin de voir que leur maman s'en occupe bien.

## Les grands-parents

Nombreux sont les grands-parents qui apprécient la relation avec leurs petits-enfants, car ils peuvent en profiter sans avoir à supporter la responsabilité de leur éducation ni le poids du quotidien. Il est souhaitable que cette relation enrichissante se noue dès que possible. Ceci étant dit, l'éducation est et doit rester le domaine des parents. Entre parents et grands-parents, la relation est souvent complexe, entre la joie de se retrouver, le besoin d'aide et, quelquefois, la nécessité de « défendre son territoire ». Elle peut être source de conflits : il est bien connu que l'on est beaucoup plus touchée par les remarques de sa propre mère ou de son propre père.

## Ce qu'en pensent les autres

Chaque famille fait ses propres choix, qui seront soutenus par certains et critiqués par d'autres. On ne peut pas contenter tout le monde. C'est vous qui prenez les décisions concernant votre enfant. Les parents sont souvent confrontés aux commentaires de leurs proches ou même de personnes extérieures. Une critique est généralement l'expression de l'expérience ou du désir de celui qui la formule. On entend par exemple ce genre de phrase : « Ce petit (allaité exclusivement) doit manger quelque chose de plus nourrissant ! ». Traduction : « J'aimerais bien lui donner à manger et échanger plus avec lui » ou « J'ai dû sevrer mon enfant plus tôt que je ne l'aurais voulu ». Sachant cela, il vous sera plus facile de réagir à ce type d'observations sans blesser votre interlocuteur. Par ailleurs, essayez de vous entourer de personnes qui vous soutiennent, par exemple dans le cadre d'un groupe de parole sur l'allaitement.

# Recueillir votre lait

Pendant l'allaitement, il se peut que vous soyez obligée de tirer votre lait vous-même, par exemple parce que vos seins sont trop pleins ou vous êtes séparée de votre enfant. Vous pouvez tirer votre lait à la main ▸ page 50 ou à l'aide d'un tire-lait.

## Quel tire-lait utiliser ?

Il existe différents modèles de **tire-lait manuels**, dont la qualité est variable. Bon marché, ils sont faciles à transporter et ne nécessitent pas d'alimentation électrique. Ils sont pratiques quand on veut tirer rapidement son lait. Les modèles qui peuvent être manipulés d'une seule main peuvent être utilisés pendant la tétée. Évitez les tire-lait manuels équipés d'une poire en caoutchouc.

Ils sont inefficaces et non hygiéniques. Ils peuvent en outre provoquer des crevasses.

**Les tire-lait électriques** sont plus adaptés à un usage prolongé. Ils stimulent mieux la lactation et leur utilisation n'est pas trop contraignante. Choisissez un tire-lait automatique de qualité. On trouve aussi des modèles portables. Les tire-lait peuvent être loués sur ordonnance. Pour choisir la taille de **la téterelle**, vérifiez que votre mamelon remplit presque entièrement l'embout, tout en bougeant librement. L'aréole ne doit pas être tirée dans l'embout de la téterelle et le tirage ne doit pas être douloureux. Il existe également des téterelles molles qui s'adaptent à la forme de chaque poitrine. Vous devez pouvoir essayer les modèles avant de faire votre choix.

**Les tire-lait à double pompage**, avec lesquels on peut tirer le lait aux deux seins simultanément, stimulent plus les hormones de l'allaitement et font gagner du temps.

**Pour tirer votre lait en ayant les mains libres**, maintenez les téterelles avec un top, un bustier ou une ceinture abdominale – très pratique en cas de double pompage ou d'utilisation prolongée.

## Comment faire ?

Procédez comme suit pour tirer votre lait :

- Vous pouvez stimuler au préalable le réflexe d'éjection du lait à la main ou à l'aide de la phase de stimulation du tire-lait.

- Tenez la téterelle (et non le flacon de recueil) entre votre index et votre majeur et centrez-la sur votre mamelon en la plaquant contre le sein.
- Augmentez la force d'aspiration jusqu'à ressentir une sensation désagréable, puis abaissez-la légèrement.
- Quand le lait ne s'écoule plus, arrêtez le tirage.
- Si vous avez le temps de continuer, stimulez de nouveau le réflexe d'éjection et tirez le lait jusqu'à ce que l'écoulement cesse.

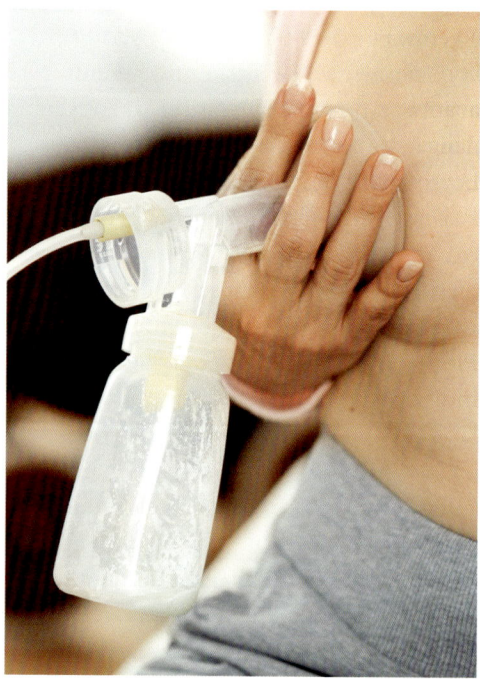

**Pour bien positionner la téterelle sur le mamelon, tenez-la entre votre index et votre majeur.**

## Réflexe d'éjection et tire-lait

Le réflexe d'éjection est indispensable pour le que lait puisse être tiré. Le bébé le déclenche plus rapidement que tous les tire-lait.

Les modèles sophistiqués commencent par une phase de stimulation qui déclenche le réflexe d'éjection au moyen d'une aspiration très rapide avant de passer à la phase de tirage, où l'aspiration est plus lente et plus intense. Si le lait commence à s'écouler avant la fin de la phase de stimulation, interrompez-la manuellement pour gagner du temps. Sur les modèles sans phase de stimulation automatique, l'écoulement du lait est long à venir. Pour accélérer le mouvement, vous pouvez activer le réflexe d'éjection avant et pendant le tirage en massant délicatement vos seins ▸ page 50. Lorsque le lait ne s'écoule plus, il ne sert à rien de poursuivre le tirage. Vous devez réactiver le réflexe d'éjection à la main ou en revenant à la phase de stimulation. La quantité de lait diminue ensuite. Plus vous viderez vos seins, plus le signal indiquant à votre corps d'augmenter la production de lait sera fort.

### Conseils pour faciliter le tirage

Pour déclencher plus facilement le réflexe d'éjection du lait, respirez profondément et détendez-vous. Prenez votre bébé contre votre peau, regardez une photo de lui ou pensez à lui en fermant les yeux. Pendant le tirage, écoutez par exemple de la musique relaxante ou des enregistrements de bruits de bébé. Si le lait s'écoule mal, vous pouvez mettre votre bout de chou à l'autre sein.

## Tire-lait : quand et à quelle fréquence ?

Des séances de tirage courtes et fréquentes sont plus efficaces que de longues séances plus espacées. La fréquence est variable selon l'objectif visé : une à deux fois par jour pour recueillir un peu de lait ; plusieurs fois par jour juste après la tétée pour accroître la lactation ▸ page 105 ; 8 fois 15 minutes par jour avec un tire-lait à double pompage pour un prématuré. Si vous alternez tétées et tire-lait, il peut être difficile de trouver le bon moment pour tirer votre lait. Si vous tirez trop de lait quelques instants avant l'heure prévue de la tétée suivante, votre bébé aura plus de mal à téter. Nous vous conseillons de tirer votre lait immédiatement ou une heure après la tétée. De temps en temps, utilisez le tire-lait uniquement pour activer le réflexe d'éjection du lait, puis mettez tout de suite votre enfant au sein.

## Hygiène et tire-lait

Respectez les règles suivantes si vous tirez votre lait chez vous pour un enfant en bonne santé né à terme :
- Prenez une douche tous les jours.
- Avant de commencer, lavez soigneusement vos mains au savon.
- Après chaque utilisation, nettoyez le tire-lait avec du produit vaisselle

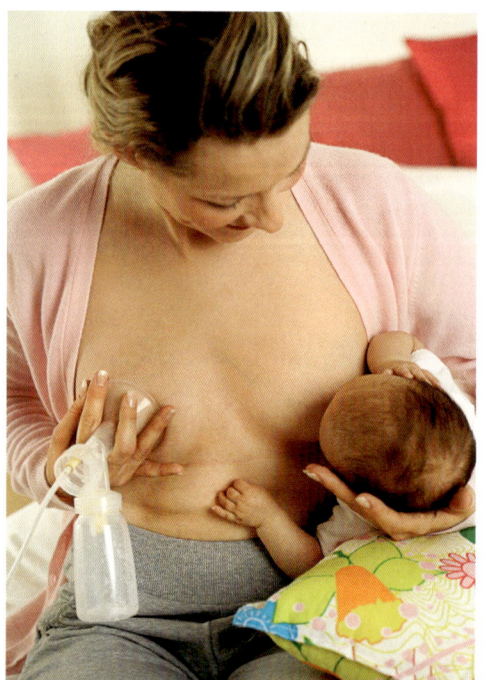

**Si vous tirez votre lait pendant que bébé tète, le lait s'écoulera plus facilement aux deux seins.**

et rincez-le, passez-le au lave-vaisselle ou plongez-le dans de l'eau bouillante.

- En principe, il n'est pas nécessaire de le stériliser. Par précaution, vous pouvez néanmoins faire bouillir tous les éléments pendant trois minutes une fois par semaine.

Si votre bébé ou vous-même êtes hospitalisés, les mesures d'hygiène sont beaucoup plus strictes.

Si vous devez tirer souvent votre lait pendant de courtes durées pour votre bébé de deux ou trois mois ne présentant aucun problème de santé en vue d'augmenter la sécrétion de lait, vous pouvez éventuellement simplifier les mesures d'hygiène en concertation avec un professionnel ▸ **page 105**.

## Conservation du lait

Respectez les règles suivantes si vous tirez votre lait chez vous pour un enfant en bonne santé né à terme :

- Si vous ne prévoyez pas de donner le lait à votre bébé dans les prochaines heures, vous pouvez le congeler, de préférence par petites portions, dans des sachets de congélation ou des récipients en verre ou en plastique spécialement prévus à cet effet.
- Inscrivez la date et l'heure sur les récipients.
- À température ambiante, le lait maternel se conserve six à huit heures. À une température entre 27 et 32 °C, il doit être consommé dans les trois à quatre heures. Les restes de lait peuvent être donnés une à deux heures après la tétée.
- Le lait maternel se conserve trois jours au réfrigérateur (+4 °C) et six mois au congélateur (-18 °C).
- Le lait décongelé non chauffé doit être utilisé dans les 24 heures si le sachet n'a pas été ouvert et dans les 12 heures si le sachet a été ouvert.

### À température ambiante pour plus de simplicité

Pour vous simplifier la tâche, donnez votre lait à votre bébé à température ambiante sans le chauffer. De cette manière, il pourra finir plus tard le lait qu'il n'aura pas bu, alors qu'un lait chauffé ne peut pas être conservé. Astuce beauté : plutôt que de le jeter, versez-le dans votre bain. Votre peau sera douce et souple.

### Réfrigérateur, congélateur, décongélation

Après avoir tiré votre lait, placez-le immédiatement au réfrigérateur si votre bébé ne doit pas le boire dans les prochaines heures et au congélateur si vous n'envisagez pas de l'utiliser dans les trois prochains jours. Faites décongeler le lait congelé 24 heures au réfrigérateur. Si vous êtes pressée, passez-le sous l'eau froide ou tiède. Le four à micro-ondes est déconseillé, car ce mode de chauffage détruit certains composants du lait. De plus, le lait n'est pas chauffé uniformément, ce qui comporte des risques de brûlure. Le lait décongelé ne doit en aucun cas être recongelé. Par la suite, vous pourrez mélanger les réserves de lait que vous n'aurez pas utilisées dans les purées de votre enfant.

## Allaitement et travail

À la naissance d'un enfant, de nombreuses questions se posent au sujet de l'activité professionnelle des parents, en particulier de la maman. La législation prévoit diverses dispositions dans ce domaine, par exemple le congé parental ou la possibilité pour la femme d'allaiter sur son lieu de travail. Certaines femmes font le choix, parfois difficile, de rester à la maison avec leur enfant. Si vous le pouvez, ne prenez pas votre décision trop rapidement. Le cas échéant, envisagez la possibilité de travailler à la maison. D'autres femmes reprennent leur activité professionnelle à l'extérieur après une période plus ou moins courte. Ne vous laissez pas influencer par votre entourage. C'est à vous et à votre conjoint que revient la décision.

## Reprendre le travail au cours du premier semestre

Si vous reprenez votre travail à mi-temps ou à plein-temps dans les six premiers mois après votre accouchement, la poursuite de l'allaitement et l'utilisation du tire-lait vous permettront de renforcer votre relation avec votre bébé, tout en veillant à sa santé. Dans la pratique, cette situation est difficile pour la maman sur le plan affectif, physique et pratique. Pendant votre absence, vous confiez votre enfant à une autre personne avec laquelle il va nouer une relation particulière et à laquelle vous transférez cette responsabilité, en espérant que tout se passera bien tant pour votre tout-petit que pour la personne qui s'en occupe. Chaque jour, vous faites ainsi la navette entre bébé et travail.

L'accumulation des journées de travail, des séances de tire-lait et des tétées à la maison est fatigante. Prenez soin de vous afin d'éviter tout épuisement.

De plus, cette organisation demande beaucoup de discipline. Si vous choisissez cette voie, vous devez vous faire aider pour tout le reste.

Nous vous recommandons de commencer par un allaitement exclusif. Vous pourrez ainsi allaiter dans les premiers temps, puis, au moment de votre reprise, laisser l'allaitement se terminer en douceur et profiter sans contrainte de votre temps avec bébé quand vous serez à la maison. Mais il se peut aussi que votre lactation soit facilitée du fait que, en plus de donner le sein, vous tirez votre lait pour qu'il soit donné à votre enfant pendant votre absence.

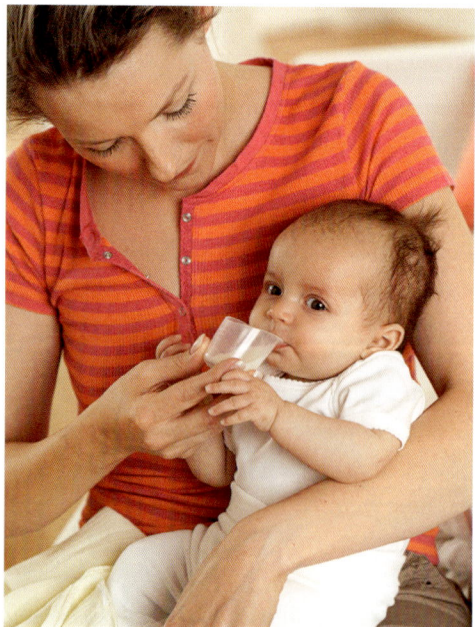

Quand maman n'est pas là, son lait peut être donné à bébé dans un gobelet.

Vous pouvez continuer à allaiter votre bébé à la maison, même si quelques tétées sont remplacées en journée. Commencez à tirer votre lait environ deux semaines avant votre reprise et faites des provisions au congélateur. N'introduisez gobelets, cuillères et biberons qu'au moment de votre reprise.

Vous voudrez certainement donner la tétée juste avant de quitter votre bébé et dès votre retour. Allaitez également la nuit et tout le temps où vous êtes chez vous. Prenez le temps de dire au revoir à votre enfant calmement. Profitez des instants partagés avec lui.

## Tirer son lait sur son lieu de travail

Si vous souhaitez continuer à nourrir votre enfant avec votre lait au cours du premier semestre, vous devrez le tirer sur votre lieu de travail. Le Code du travail français stipule que chaque salariée allaitant son enfant dispose pour ce faire d'une heure par jour sur son temps de travail jusqu'au premier anniversaire du bébé. Cette heure est divisée en deux périodes de trente minutes et n'est pas rémunérée, sauf si la convention collective le spécifie.

Si vous devez tirer votre lait au travail, vous pouvez utiliser un tire-lait électrique portable à double pompage, mais un tire-lait manuel fera aussi bien l'affaire. Le lait tiré doit être mis au frais (au réfrigérateur ou dans une glacière). Vous pourrez poursuivre l'allaitement exclusif si vous tirez assez de lait. Si cela n'est pas possible, sachez que chaque goutte de votre lait compte.

## Conseils supplémentaires

Lisez ces quelques conseils qui simplifieront votre quotidien :

- Pendant votre absence, la personne qui garde votre bébé – peut-être le papa – va le nourrir avec votre lait. La transition sera plus douce si vous prévoyez une période pendant laquelle vous vous en occuperez ensemble. Vous pourrez ainsi expliquer comment préparer et donner le lait.
- Dans des cas exceptionnels, la maman peut emmener son bébé sur son lieu de travail ou demander à quelqu'un de l'y amener pour qu'elle puisse lui donner la tétée.
- Beaucoup de mères qui travaillent à l'extérieur toute la journée apprécient les lits familiaux. Elles aiment sentir leur petit contre elle et apprécient les tétées de nuit. Ce contact étroit favorise en outre le maintien de la lactation.
- Que vous travailliez à la maison ou à l'extérieur, concilier allaitement et activité professionnelle demande beaucoup d'effort ! Parlez de la répartition des autres tâches ménagères avec votre compagnon.

## Reprendre le travail au cours du deuxième semestre

Si vous ne recommencez à travailler qu'après le premier semestre, votre retour à la vie active correspondra au début de la diversification alimentaire. Pendant votre absence, votre enfant mangera des aliments solides et boira de l'eau ou des infusions. De retour à la maison, vous pourrez l'allaiter comme à l'accoutumée et vous profiterez tous les deux de ces moments précieux. Il se peut que vous ayez à vider vos seins au travail, mais ce n'est pas toujours le cas.

## Trois ans ou plus à la maison

En France, la mère ou le père peut prendre un congé parental pour s'occuper de son enfant jusqu'à ses trois ans. Le parent perçoit une allocation de la CAF en compensation de sa perte de salaire. Son poste de travail ou un poste équivalent et une rémunération au moins égale à la précédente lui sont garantis. Si vous avez envie de passer du temps avec votre enfant, c'est une solution pratique pour toute la famille, qui vous permettra en outre de développer vos compétences sociales et organisationnelles. Vous pourrez allaiter votre enfant sans contrainte et le sevrer quand vous jugerez le moment venu.

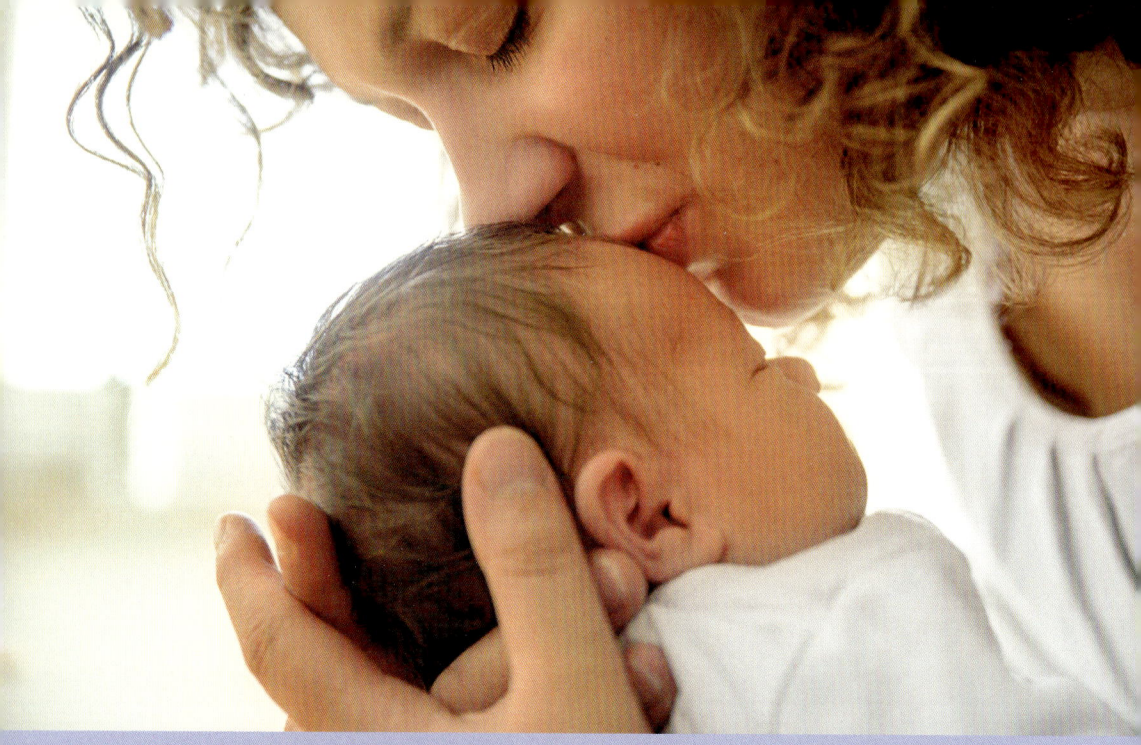

# FAIRE FACE AUX DIFFICULTÉS

L'allaitement est un processus naturel que maman et bébé apprivoisent petit à petit. Mais il arrive aussi que des difficultés surviennent. Soyez attentive au moindre changement chez vous comme chez votre bébé, par exemple une légère douleur ou une zone dure dans votre poitrine, un comportement atypique de votre bébé ou un changement physique. Si vous réagissez dès les premiers signes, vous pourrez remédier au problème en douceur. Il existe des solutions efficaces pour la plupart d'entre eux.

## Les maux les plus fréquents

En cas de problème, la première mesure à prendre est de vérifier la mise au sein. Au début, il vaut mieux laisser de côté toutes vos autres activités pour vous concentrer pleinement sur votre enfant. Si possible, passez ce temps avec votre bébé dans votre lit – éventuellement en peau à peau – et faites-vous aider. De cette manière, les tétées seront automatiquement très fréquentes.

Recherchez ensuite la cause du problème, ce qui vous permettra de trouver la solution adéquate. Faites-vous conseiller par des spécialistes sans tarder ▸ pages 22–23.

## Mamelons abîmés

C'est très démoralisant d'avoir les mamelons douloureux. N'attendez pas pour demander conseil. Il est tout à fait normal que les mamelons soient un peu sensibles dans les premiers jours, pendant les règles ou quand bébé tète. En revanche, si les douleurs sont fortes et perdurent, il faut traiter.
Les douleurs aux mamelons s'expliquent le plus souvent par le fait que le bébé n'ouvre pas suffisamment la bouche.

### Mamelons irrités, mais sans crevasses

Les mesures de prévention et de traitement suivantes sont à prendre dès l'apparition des premiers signes.

- Déclenchez le réflexe d'éjection en donnant à téter votre sein le moins sensible ou en massant votre poitrine ▸ page 50. Commencez de préférence par le sein le moins atteint.
- Préférez les tétées courtes et fréquentes aux tétées longues et espacées.
- Comme au début de l'allaitement, la mise au sein est primordiale ▸ page 34. Si nécessaire, faites-vous conseiller par un spécialiste.
- La position semi-assise ▸ page 35 est généralement la mieux adaptée, car le bébé prend plus de tissu autour du mamelon et ce dernier est moins tiré.

Vous pouvez aussi essayer la mise au sein en commençant par la lèvre inférieure ▸ pages 38-39.

- Dans la position allongée sur le côté, notamment appréciée des mamans la nuit, le mamelon n'est pas placé de façon optimale. Adoptez une position plus adéquate.
- Variez les positions d'allaitement de manière à solliciter différentes zones du sein.
- Après la tétée, passez un peu de votre lait sur les mamelons et laissez sécher.
- Pour réduire le risque d'infection, lavez régulièrement vos mains au savon et votre poitrine une fois par jour sous l'eau chaude sans savon.
- Une interruption de l'allaitement ne résoudrait pas le problème.

### Petites aides

- Les coussinets d'allaitement créent un milieu humide. Si vos mamelons y restent de manière prolongée, vous risquez de développer une mycose. Ouvrez votre soutien-gorge d'allaitement et, de temps à autre, laissez votre poitrine nue ou portez uniquement une chemise ample. Vos mamelons garderont ainsi leur forme naturelle et seront bien irrigués. De plus, votre peau respirera mieux.
- Il existe des coquilles protège-mamelons (coquilles dotées de trous d'aération se portant à l'intérieur du soutien-gorge) qui préviennent les irritations provoquées par le contact des vêtements.

- Autre solution : confectionnez des « donuts » (voir photo). Pour ce faire, découpez un trou dans plusieurs coussinets d'allaitement jetables et enveloppez le tout dans une bande tubulaire de 6 cm de largeur. Ce coussinet souple n'écrase pas le mamelon. Ce dernier est ainsi mieux irrigué, ce qui favorise la guérison.
- La lanoline purifiée maintient la souplesse de la peau et prévient les crevasses. Appliquez-en une petite quantité sur les mamelons après la tétée après avoir frotté le produit entre vos doigts (ne pas utiliser en cas d'allergie à la lanoline).

### Lésions

En cas de crevasses, vous devez soigner vos mamelons en empêchant la formation d'une croûte et la réapparition de gerçures. Appliquez les mesures suivantes en plus de celles évoquées ci-dessus :

- Après chaque tétée, appliquez sur le mamelon une solution saline stérile ou du sérum physiologique (en dosette) et nettoyez avec une compresse stérile. Les solutions salines isotoniques ne brûlent pas, même sur les lésions ouvertes.
- Ensuite, mettez une petite noisette de lanoline purifiée sur une compresse stérile, posez délicatement cette dernière sur le mamelon et maintenez-la avec un « donut ».
- À la place de la lanoline, vous pouvez utiliser des coussinets de cicatrisation en milieu humide.

- Les coussinets et les vêtements en contact avec les lésions doivent être propres. En cas de crevasses, la laine thérapeutique est à proscrire pour des raisons d'hygiène.

Si les mamelons sont déjà enflammés, appliquez également une crème antibiotique.

### Muguet (candidose)

Le muguet (ou candidose) peut être à l'origine de douleurs persistantes au niveau des mamelons. Au début, ils ont un aspect légèrement luisant, puis rosissent ou rougissent et deviennent brillants. Ils peuvent se fendiller, peler, démanger ou se couvrir d'une plaque blanche. La candidose s'accompagne de douleurs caractéristiques pendant

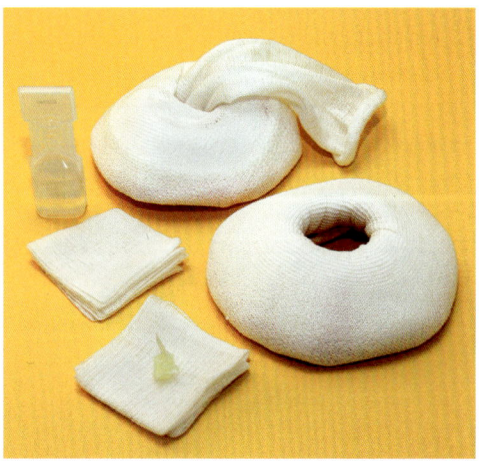

Tout pour soigner les crevasses des mamelons : solution saline stérile et compresse, lanoline et donuts.

et après les tétées. Dans certains cas, une mycose vaginale se développe simultanément. Une mycose peut être présente sans qu'aucun signe visible n'apparaisse sur la poitrine et dans le vagin. Chez le bébé, on observe quelquefois des petites taches blanches à l'intérieur des joues et sur la langue, ainsi qu'un érythème fessier (plaques rouges).

## Que faire en cas de muguet ?

Le muguet n'interdit pas la poursuite de l'allaitement. Pour réduire la douleur, donnez des tétées plus fréquentes et plus courtes et variez les positions d'allaitement. Mais cela ne suffit pas. Maman et bébé doivent être traités après chaque tétée afin d'éviter toute nouvelle contamination mutuelle. Si votre pédiatre s'y refuse, insistez ou tournez-vous vers un autre médecin ou votre gynécologue.
À l'aide d'un coton-tige, badigeonnez l'intérieur de la bouche de votre enfant avec un antifongique. Appliquez également du produit sur vos mamelons et vos aréoles. Pour traiter l'érythème fessier, appliquez une crème adaptée sur les fesses de votre bébé à chaque change. Autres mesures :

- Votre hygiène doit être irréprochable pour éviter toute propagation. Lavez vos mains régulièrement au savon (avant et après la tétée, avant et après le change). Hydratez votre peau avec de la crème.

- Changez de vêtements tous les jours et lavez-les à 90 °C.
- Si vous utilisez des coussinets d'allaitement, préférez les produits jetables.
- L'air et le soleil favorisent la guérison des mamelons.
- Évitez les tétines, les sucettes et les anneaux de dentition. Si vous ne pouvez pas vous en passer, faites-les bouillir chaque jour pendant 20 minutes, de même que les éléments du tire-lait le cas échéant. Nettoyez régulièrement les jouets à l'eau savonneuse.
- Ne prenez pas de bain avec votre bébé.
- Si vous tirez votre lait, donnez-le immédiatement. Il ne doit pas être conservé ni congelé.

Si la mycose est peu développée, vous ressentirez une amélioration au bout de 48 heures, parfois après une aggravation. Si la mycose est bien installée, vous devrez patienter trois à cinq jours. Vous devrez suivre votre traitement jusqu'au bout (10 à 14 jours), même si les symptômes faiblissent rapidement. Patience et persévérance sont la clé du succès.

## Engorgement

Quand il y a engorgement, une plaque chaude et très sensible, parfois rouge, apparaît sur la poitrine. Vous pouvez aussi sentir un nodule (boule), souvent douloureux. La plupart des engorgements s'expliquent par le fait que les canaux galactophores n'ont pas été correctement vidés. Les engorgements apparaissent surtout en cas de forte lactation, de la présence d'une cicatrice, du stress, du port de vêtements trop serrés ou d'une écharpe de portage mal placée. Certaines femmes ont une prédisposition à ce type de problème. Plus vous percevrez les signes d'engorgement tôt, plus vous pourrez y réagir rapidement et y remédier facilement.

- Videz régulièrement vos seins : si possible, au moins toutes les deux heures en journée et toutes les trois heures la nuit.
- Avant la tétée, pour faciliter l'écoulement du lait, posez un gant chaud et humide ou un coussin chauffant sur votre poitrine. Vous pouvez aussi prendre une douche chaude.
- Avant et pendant la tétée ou entre les tétées, massez délicatement les zones engorgées sans appuyer. Un massage du dos vous détendra et favorisera le déclenchement du réflexe d'éjection.
- Veillez à mettre votre bébé correctement au sein.
- Les canaux galactophores qui se trouvent au niveau de la mâchoire inférieure du bébé sont ceux qui seront le mieux vidés. Adoptez une position d'allaitement permettant de vider les zones engorgées, même si elle est inhabituelle, par exemple en vous penchant au-dessus de la table à langer. La pesanteur vous aidera à mieux vider votre sein.
- Après la tétée, rafraîchissez vos seins avec une compresse au fromage blanc,

## INFO

### QUE FAIRE EN CAS D'ENGORGEMENT ?

Réagissez sans attendre et videz vos seins régulièrement, à intervalles rapprochés, de préférence en mettant votre bébé au sein ou à l'aide d'un tire-lait.

du gel réfrigérant, des feuilles de chou vert froides ou un gant de toilette froid. N'utilisez pas de glace. Trop froide, elle risquerait d'endommager les tissus.

- Ne portez pas de vêtements trop serrés.
- Prenez le temps de vous reposer et buvez beaucoup.
- La vitamine C et la lécithine renforcent le système immunitaire. Limitez en revanche votre consommation de café et de thé noir, qui favorisent les engorgements.

### Autres mesures

Si vous souffrez d'engorgement, il est important de ne pas laisser traîner les choses. Si les tétées ne permettent pas d'y remédier, essayez les mesures suivantes :

- À l'aide d'un tire-lait électrique doté d'une phase de stimulation automatique, tirez le lait se trouvant juste derrière le mamelon pendant quelques instants.

Vous n'obtiendrez sans doute qu'une petite quantité, voire seulement quelques gouttes.

- Faites une pause de plusieurs minutes. Le lait recommencera à s'écouler.
- Tirez de nouveau un peu de lait, puis faites une pause.
- Répétez trois ou quatre fois. Le lait s'écoule alors en plus grandes quantités. Vous pouvez l'y aider en massant doucement le sein.
- Alterner tire-lait et tétée donne d'excellents résultats.

Si la sortie d'un canal galactophore est obstruée par une petite couche de peau, ayant l'aspect d'un bouton blanc, vous pouvez essayer de la percer à la main (attention à l'hygiène) ou en faisant téter votre bébé.

## Mastite (inflammation du sein)

Les symptômes de la mastite sont la fièvre, des douleurs dans les membres et un état grippal. Souvent, on peut observer une plaque rouge sensible sur la poitrine. En plus des mesures conseillées en cas d'engorgement, suivez les consignes ci-après :

- Il est primordial de continuer d'allaiter fréquemment afin de maintenir l'écoulement du lait.
- La mastite est une maladie. Vous devez impérativement vous reposer – avec votre bébé. Vous avez aussi besoin des conseils d'un professionnel.
- Ne sevrez pas votre bébé en phase aiguë de mastite. Cela interromprait

brutalement le vidage régulier du sein, ce qui augmenterait le risque de complications.

- La lécithine et la vitamine C à doses élevées sont des alliées précieuses en cas de mastite.
- Si vous ne constatez aucune amélioration après 24 heures de fièvre, consultez un médecin.
- Le cas échéant, il vous prescrira un antibiotique, par exemple de la céphalosporine, de l'érythromycine ou de la flucloxacilline.
- Si nécessaire, la prise d'un analgésique compatible avec l'allaitement ▶ **page 110** vous soulagera.
- Vous pouvez aussi vous tourner vers un homéopathe expérimenté.

Au cours des premières semaines, lavez-vous souvent les mains pour limiter le risque de mastite infectieuse. En plus de traiter les symptômes, il est important d'identifier la cause de la mastite afin de prévenir toute récidive.

## Trop de lait

Beaucoup de mères ont peur de ne pas avoir assez de lait. En avoir trop n'est généralement pas considéré comme un problème. Or, c'en est un. Avant tout, vous devez identifier le problème : avez-vous vraiment trop de lait ? Votre bébé ingère-t-il trop de lactose et pas assez de gras ? Votre réflexe d'éjection est-il très fort ? Les mesures à prendre varient en fonction de la cause.

## Excès de lait

Un excès de lait rend les tétées difficiles :
le bébé avale de travers, lâche sans arrêt
le sein, pleure beaucoup, se cabre.
Néanmoins, il grossit bien.

- Limitez-vous peu à peu à donner
  uniquement un sein par tétée ou à
  ne pas changer de sein pendant deux
  heures de suite. Si nécessaire, faites téter
  brièvement votre enfant à l'autre sein
  pour éviter un engorgement, dont
  le risque est accru quand un seul sein
  est sollicité à chaque tétée.
- Faites souvent faire son rot à votre bébé.
- Après la tétée, rafraîchissez votre
  poitrine.
- Buvez deux à trois tasses d'infusion de
  menthe poivrée ou de sauge pendant
  deux semaines maximum.
- Vous pouvez donner votre lait à un
  lactarium. Les lactariums collectent
  le lait maternel pour les enfants
  prématurés.
- Toutes ces mesures vous permettront
  d'adapter en douceur la quantité de lait
  produite par vos seins aux besoins
  de votre bébé. Attention tout de même
  à ne pas trop réduire la lactation !
  Si le problème persiste, consultez
  un spécialiste.

## Excès de lactose

Si votre bébé passe trop vite ou trop
souvent d'un sein à l'autre, il risque
d'ingérer trop de lactose et pas assez
de lait gras. Vous avez l'impression
d'avoir beaucoup de lait, votre bébé boit
souvent, mais il ne paraît jamais rassasié.
Il ne boit que par à-coups et pleurniche.
Ses selles sont vertes et liquides.
Comment réagir ?

- Laissez-le téter longuement au même
  sein.
- S'il réclame souvent, proposez le même
  sein pendant une à deux heures.
  De cette manière, il tétera au total
  15-20 minutes à chaque sein, ce qui lui
  permettra d'accéder au lait gras de fin
  de tétée, essentiel à sa croissance.

## Réflexe d'éjection trop fort

Si vous avez un réflexe d'éjection trop fort,
ce n'est pas la quantité de lait produite
qui est en cause. Dans ce cas, le lait jaillit
dès que l'enfant se met à téter ou parfois
même avant. En conséquence, votre
enfant avale beaucoup d'air. Il a mal
au ventre et ses selles sont vertes.
Il pleurniche beaucoup et n'a pas l'air
d'aimer téter. Cependant, il grossit
à merveille.

- Pour résoudre ce problème, placez votre
  bébé de manière à ce que la gravité
  réduise la puissance du jet. Pour ce faire,
  allongez-vous sur le dos, posez votre
  bébé sur votre ventre et tenez-lui le
  front. Autre méthode : allongez-vous
  sur le dos, agenouillez votre bébé
  au-dessus de votre épaule et faites-le
  téter à l'envers. Dans un fauteuil,
  inclinez-vous au maximum en arrière.
  Si vous êtes allongée sur le côté, placez
  un coussin sous votre bébé afin que
  sa tête soit plus haute que votre sein.

- Avant la mise au sein, exprimez votre lait jusqu'à ce qu'il ne jaillisse plus aussi puissamment.
- Faites souvent faire son rot à votre bébé. Cela lui fera du bien.

## Quand les seins gouttent

Les seins éjectant spontanément du lait constituent un problème pratique pour la maman. Dans la majorité des cas, ce phénomène cesse de lui-même après les premières semaines.

- Certaines femmes utilisent des coussinets d'allaitement absorbants lavables ou à usage unique.
- D'autres changent simplement plus souvent de soutien-gorge ou protègent leur drap avec une serviette de toilette.

## INFO

### PAS D'INQUIÉTUDE INUTILE

Si les tétées sont souvent courtes ou très longues, si votre bébé pleure beaucoup, est agité ou reste longtemps éveillé (et continue de grossir normalement), si votre poitrine n'est plus aussi pleine qu'après l'accouchement ou si vous n'arrivez pas à tirer du lait à la main, cela ne signifie en rien que vous n'avez pas assez de lait !

- Quelle que soit la solution choisie, il faut veiller à ce que les mamelons ne restent pas constamment dans un milieu humide. Pensez à changer régulièrement les coussinets d'allaitement si vous en utilisez.
- Les soutiens-gorge et les coussinets d'allaitement compriment les mamelons. De plus, ces derniers restent plus longtemps humides et sont moins bien irrigués. Aussi est-il déconseillé de porter un soutien-gorge 24 heures sur 24.
- Si l'écoulement spontané du lait perdure, vous pouvez essayer les coupelles recueil-lait ou les coussinets d'allaitement en silicone qui, en exerçant une pression sur les mamelons, empêchent le lait de couler.

Vous finirez par trouver la solution qui vous convient le mieux.

## Trop peu de lait ?

« Je n'ai pas assez de lait ! » : bien souvent, il s'agit d'une fausse alerte. Pour compenser ce manque supposé de lait, la maman donne des biberons à son bébé, ce qui est inutile et préjudiciable à l'allaitement. Vous pouvez juger vous-même si votre enfant mange assez ▶ pages 67–68. En cas de doute, contrôlez son poids. Vous pourrez ensuite continuer de l'allaiter en toute quiétude ou – si nécessaire – prendre les mesures qui s'imposent pour qu'il soit suffisamment nourri.

## Évaluer la prise de poids de votre bébé

Entre les visites de contrôle, il peut arriver qu'une prise de poids insuffisante du bébé passe inaperçue.

La courbe de poids n'est pas analysée de la même manière par tous les professionnels de santé. Il arrive par exemple qu'un médecin prescrive des compléments sans réelle nécessité ou, au contraire, que l'on attende (trop) longtemps que le problème se résolve spontanément, alors que le bébé se développe au ralenti. Les biberons de complément ne seront conseillés qu'après que la prise de poids aura été insuffisante lors de deux ou trois visites de routine. Cela peut entraîner une certaine déception et se solder par un sevrage inutile.

L'expérience montre qu'un bébé qui ne mange pas assez le fait savoir d'une manière ou d'une autre. La conclusion de votre médecin concorde-t-elle avec vos observations ? Dans la négative, mieux vaut demander un deuxième avis.

## Demandez conseil

Pour que vous puissiez poursuivre l'allaitement, vous devez demander immédiatement conseil s'il est établi que la prise de poids de votre bébé est insuffisante. N'attendez pas une semaine de plus. Votre allaitement sera analysé, les causes du problème identifiées et des solutions proposées, dont l'efficacité sera vérifiée par un contrôle bihebdomadaire du poids de votre enfant. Les mesures

engagées seront fonction de la quantité de lait à produire en plus de votre niveau de lactation actuel.

## La lactation doit être modérément augmentée

Il suffit souvent que le bébé tète plus souvent et plus intensément pour que la situation se rétablisse. Pour accroître votre lactation, mettez votre enfant aux deux seins au moins toutes les deux heures. Vous pouvez faire une pause plus longue la nuit. Vous devez donc atteindre 10 à 12 tétées par 24 heures au minimum. Consultez une sage-femme ou une consultante en lactation à propos de la mise au sein, de la manière dont votre bébé prend le sein et du rythme des tétées. D'autres mesures vous aideront :

- Les contacts corporels prolongés.
- Le déclenchement manuel du réflexe d'éjection du lait ▶ page 50.
- Une compression du sein ▶ page 53.
- Du repos (pas de ménage).

Le plus simple est de vous mettre au lit pendant 48 heures avec votre tout-petit et d'allaiter, d'allaiter et d'allaiter encore.

## La lactation doit être fortement augmentée

Plus les seins sont vidés fréquemment et de manière importante, plus la quantité de lait produite augmente. C'est le signe d'un accroissement des besoins. Il faut donc à la fois allaiter souvent et vider le plus possible les seins à chaque tétée.

Espacer les tétées pour que « les seins se remplissent » aurait plutôt l'effet inverse.

- L'alternance des seins permet de mieux les vider. Dès que votre bébé cesse spontanément de téter d'un côté, changez-le de sein. Certains bébés acceptent de changer plusieurs fois de seins au cours d'une même tétée. Quand votre flux de lait augmentera, vous pourrez de nouveau le faire téter plus longtemps au même sein ▸ **pages 42–43**.

Veillez à vider vos seins le plus possible :

- Après la tétée, tirez votre lait à la main ou au tire-lait jusqu'à ce que plus rien ne sorte. Cela ne vous prendra que quelques minutes et vous n'êtes pas obligée de le faire systématiquement. Vous n'obtiendrez probablement qu'une faible quantité, peut-être 5 ou 10 millilitres. Ne vous découragez pas, au contraire : c'est le signe que votre bébé a déjà bien vidé vos seins. Cette technique stimule la lactation.
- Si votre bébé est âgé de deux ou trois mois et n'a aucun problème de santé, vous pouvez éventuellement simplifier les mesures d'hygiène en concertation avec un professionnel.
- Donnez le lait plus tard à votre bébé avec une cuillère, une seringue ou un dispositif d'aide à la lactation ▸ **page 106**.

Un spécialiste saura vous conseiller sur la prise éventuelle d'un médicament destiné à améliorer la lactation ou les causes médicales, par exemple un frein de langue trop court ▸ **pages 54–55** ou une hypothyroïdie.

En suivant ces conseils pendant plusieurs jours, certaines mères constatent une hausse de leur lactation. Parfois, il suffit de donner une seule fois en plus du lait au bébé, « qu'il n'aura pas besoin d'aller chercher lui-même », pour générer un regain d'énergie et de courage. Faites votre choix parmi les solutions proposées et combinez-les en fonction de vos possibilités.

## Si vous ne pouvez pas faire autrement : les compléments

Si votre bébé n'est pas encore prêt à téter assez longtemps et intensément, s'il n'est pas assez vigoureux ou si sa prise de poids est indiscutablement insuffisante, vous devez lui donner des compléments.

## INFO

### AUGMENTER LA LACTATION

Pour augmenter votre lactation, allaitez très souvent. Vérifiez que votre bébé prend suffisamment de tissu autour du mamelon et tète avec intensité. Si nécessaire, donnez-lui un complément de lait pendant la tétée. Par ailleurs, il est important de vous faire aider à la maison.

C'est important pour la santé de votre enfant. La priorité, c'est qu'il soit nourri correctement. S'il ne mangeait pas assez, il serait de surcroît trop faible pour stimuler votre sécrétion de lait. Tout en complétant son alimentation, efforcez-vous d'accroître votre lactation. Donnez en premier lieu votre lait. C'est toujours possible. Si cela ne suffit pas, vous pourrez lui proposer un lait infantile pour nouveau-né (« premier âge »).

### Donner un complément pendant la tétée

Pour favoriser l'allaitement, il est conseillé de donner les compléments au bébé pendant qu'il tète. Pour une utilisation de courte durée, vous pouvez vous servir d'une seringue ▸ page 57. Permettant une utilisation courte ou prolongée,

le dispositif d'aide à la lactation encourage le bébé à téter au sein. Il s'exerce à téter avec un débit normal, tout en associant satiété et sein. Simultanément, la lactation est stimulée. La plupart du temps, le bébé apprend très vite à téter efficacement sans aide.

Le dispositif d'aide à la lactation s'utilise comme expliqué ci-après :

• Un tuyau fin en silicone est fixé sur le sein et rejoint la base du mamelon, son extrémité ne dépassant pas le bout du mamelon.

• Le bébé tète à la fois le sein et le tuyau. Il boit le lait provenant du sein et du récipient relié au tuyau.

• Pour le premier essai, choisissez un débit faible afin d'encourager votre tout-petit à téter.

• Pour ce faire, utilisez le tuyau le plus large, placez le récipient le plus en hauteur possible et ouvrez le deuxième tuyau de manière à introduire de l'air.

• Par la suite, vous commencerez avec le tuyau fermé et ne l'ouvrirez qu'en cours de tétée, en veillant à ce que votre bébé prenne bien le sein.

• Quand vous réduirez progressivement la quantité de complément, il vous faudra adopter le débit le plus faible.

Consultez le mode d'emploi fourni avec le produit.

N'hésitez à pas à consulter un spécialiste expérimenté dans ce domaine
▸ pages 22–23.

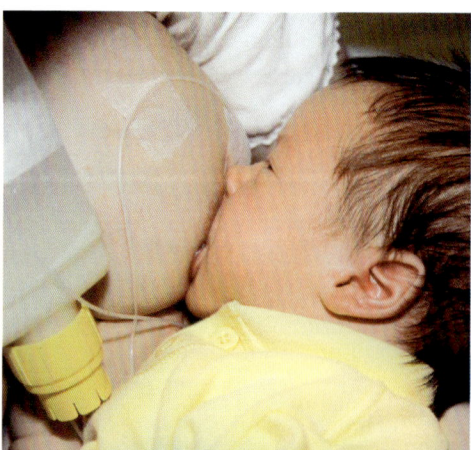

Pendant la tétée, bébé boit aussi le lait provenant du dispositif d'aide à la lactation.

## Autres méthodes

Les compléments peuvent aussi être donnés à la cuillère ou au gobelet ▸ **page 57**. Avec ces ustensiles, le bébé n'apprend pas une autre technique de succion que la succion au sein. Et le biberon ? L'allaitement au biberon peut nuire à l'allaitement au sein. Le bébé peut développer une préférence pour le biberon, qui lui délivre sa nourriture plus rapidement et sans effort. La succion au biberon ne stimule pas la lactation, qui risque par conséquent de continuer à régresser. Par ailleurs, la succion au biberon diffère de la succion au sein. Si, malgré ces inconvénients, vous optez pour le biberon, vous devez tout mettre en œuvre pour garantir la poursuite de l'allaitement : proposez toujours le sein avant le biberon, continuez d'allaiter fréquemment et donnez au biberon des petites quantités à intervalles rapprochés avec une tétine à débit faible. Une autre solution consiste à faire boire à votre enfant une faible quantité de lait au biberon avant de le mettre au sein. Dans tous les cas, il est essentiel de continuer à allaiter souvent.

## Donner son lait au biberon

Un bébé peut être nourri exclusivement avec le lait de sa mère, mais au biberon. Si vous souhaitez ensuite revenir au sein, vous devrez faire preuve de patience et de persévérance pour amener progressivement votre enfant à téter au sein ▸ **pages 52–54, 108**. L'aide d'un professionnel peut être nécessaire.

## Relactation

Certaines mères réussissent à effectuer une relactation en se faisant accompagner par un spécialiste. La relactation consiste à reprendre l'allaitement après une pause ou à le relancer quand la lactation a très fortement diminué. La plus grande difficulté est que le bébé n'est pas toujours spontanément prêt à téter au sein ▸ **page 124**.

## Réduire la part des compléments

Lorsque votre bébé recommence à grossir normalement et que votre lactation s'est améliorée, vous pouvez réduire peu à peu la part des compléments dans son alimentation. Le retour à l'allaitement exclusif est souvent une question de confiance en soi : vous devez être sûre que votre corps est capable de produire du lait en quantité suffisante. Si certaines mamans parviennent à revenir à l'allaitement exclusif, d'autres ont recours aux compléments jusqu'à la diversification alimentaire, puis donnent le sein sans aide. D'autres optent pour l'allaitement mixte – sein et biberon – parce qu'elles ne peuvent plus allaiter aussi souvent ou ne produisent pas les quantités de lait nécessaires à leur enfant. Il peut aussi arriver que la maman mette fin à l'allaitement malgré son désir de continuer, car elle est confrontée à de grandes difficultés. Quel que soit le chemin emprunté, sachez que chaque goutte de votre lait bu par votre bébé lui est bénéfique et que l'essentiel réside dans votre relation et l'amour que vous lui portez.

## Grève de la tétée

Après une longue période d'allaitement sans soucis, il arrive qu'un bébé refuse brusquement le sein de sa mère. Il montre qu'il est mécontent et se cabre pour s'éloigner de sa poitrine. On parle de « grève de tétée ». Ce comportement peut durer de quelques heures à une semaine. Comment réagir ?

- Veillez à ce que votre bébé boive suffisamment. Tirez votre lait et videz vos seins aussi souvent qu'il l'aurait fait en tétant ▶ pages 50–51, 89, puis donnez-lui en vous aidant d'une cuillère ou d'un gobelet ▶ page 57.
- N'utilisez pas de biberon afin de ne pas entraver votre allaitement.
- Essayez ensuite de comprendre la cause de ce brusque changement de comportement. Peut-être votre lait n'a-t-il plus la même odeur ou le même goût parce que vous avez changé de savon, mangé un aliment inhabituel ou un plat épicé, bu de l'alcool ou pris des médicaments ? Le retour des règles, le stress, une peur soudaine pendant la tétée ou une maladie peuvent également avoir une incidence.
- Même s'il est difficile de rester sereine et de ne pas être tentée d'abandonner, calme, patience et persévérance peuvent venir à bout d'une grève de la tétée.

- Vous avez tous les deux besoin de beaucoup de tendresse et de contact physique.
- Essayez de mettre votre bébé au sein dans une atmosphère calme, par exemple quand il dort à moitié, pendant que vous marchez ou en prenant un bain avec lui. Évitez toute distraction.
- Vous trouverez d'autres conseils sur les techniques de mise au sein ▶ page 52.
- Le soutien d'un spécialiste ou d'un groupe de parole vous sera précieux.

Lorsque la grève de la tétée a lieu entre le septième et le neuvième mois, il n'est pas rare qu'on l'interprète à tort comme un désir de sevrage de l'enfant. Cependant, un bébé ne se déshabitue généralement pas seul du sein au cours de sa première année. Et s'il le fait, il se désaccoutume progressivement et s'en montre satisfait, ce qui n'est pas le cas avec la grève de la tétée, où le changement est brusque et l'enfant est mécontent. Si votre petit n'a pas encore un an, cela vaut donc la peine de persister.

## Dents et morsures

Les bébés font leurs dents avant leur premier anniversaire. Avant qu'une dent ne sorte, ils salivent beaucoup et ressentent un élancement ou une démangeaison au niveau de la mâchoire. Pendant cette période, ils ont besoin d'être câlinés, réclament parfois plus souvent le sein et se réveillent plusieurs fois la nuit. Un anneau de dentition en soulagera certains. Tout va mieux dès que le sommet de la dent perce la gencive – jusqu'à la prochaine dent.

Que votre bébé ait déjà des dents ou simplement des mâchoires puissantes, cela ne fait aucune différence en ce qui concerne l'allaitement. Tant que ses mâchoires saisissent le sein loin derrière le mamelon, il ne vous fait pas mal. Mais s'il prend votre mamelon entre ses mâchoires, c'est douloureux – avec ou sans dents. Dans ce cas, interrompez la tétée, parlez à votre bébé et remettez-le au sein.

Il arrive qu'un bébé morde le sein en tétant. C'est difficile à supporter, mais il n'a pas l'intention de faire mal. Il expérimente. Retirez votre sein à l'aide de votre petit doigt ▶ page 44 et parlez-lui calmement afin qu'il fasse la distinction entre téter et mordre.

## Si bébé est malade

Si votre bébé ou vous-même tombez malades, l'allaitement n'est pas un frein à la guérison. Hormis quelques très rares exceptions, les maladies ne vous obligent pas à sevrer votre petit ange, loin de là. Si c'est votre bébé qui est malade (rhume, conjonctivite, maladie virale ou bactérienne, fièvre, diarrhée), les anticorps contenus dans votre lait l'aideront à se rétablir rapidement. En outre, la tétée le détend et prévient une déshydratation. S'il a le nez bouché ou mal aux oreilles, faites-le téter plus souvent et moins longtemps, de préférence en position verticale. En cas de rhume ou de conjonctivite, beaucoup de mamans utilisent leur lait comme médicament. À cet effet, passez d'abord le mamelon sous l'eau chaude et faites couler le premier jet de lait sur un mouchoir. Exprimez ensuite quelques gouttes de lait maternel directement dans le nez ou les yeux de votre enfant. Les bébés plus âgés qui mangent déjà des aliments solides demandent parfois à téter plus souvent quand ils sont malades. Une fois guéris, ils reprennent leurs anciennes habitudes.

## INFO

### BÉBÉ NE PREND PAS LE SEIN

Une maman dont le bébé ne prend pas le sein, a du mal à le prendre ou pleure devant le sein peut facilement se sentir rejetée. Pourtant, son enfant ne le rejette pas. Il a simplement des problèmes de succion.

## Votre bébé est hospitalisé

Si votre bébé doit être hospitalisé, votre présence permanente, si elle est possible, lui sera très précieuse. Elle lui apportera sécurité et protection. L'allaitement contribuera à sa guérison. Si vous devez arrêter d'allaiter ou être séparée de votre enfant, tirez votre lait au même rythme que les tétées. Une fois rentré à la maison, il sera rassuré par votre sein.

## Si maman est malade

Quand c'est la maman qui est malade, par exemple si elle souffre d'un rhume ou d'une gastro-entérite, elle peut continuer d'allaiter. Dans l'idéal, faites-vous aider pour les soins du bébé et le ménage. Votre lait contiendra des anticorps contre la maladie qui vous affecte, qui vont protéger votre enfant de toute contamination ou l'aider à la combattre lui-même. Si vous arrêtiez momentanément l'allaitement, vous le mettriez davantage en danger en le privant de ces anticorps. Vous pouvez aussi allaiter si vous avez de la fièvre. Pensez à boire beaucoup dans ce cas. Les soins dentaires et les petites opérations nécessitant une anesthésie locale ne sont pas incompatibles avec l'allaitement. Il n'est donc pas nécessaire de les reporter après le sevrage. Mais la poursuite de l'allaitement est aussi souvent possible en cas de maladie plus grave de la maman ou de l'enfant ou d'opération plus sérieuse. La maman doit être bien entourée et correctement informée ▸ **pages 22–23, 124–125.**

### Médicaments

Les médicaments pris pendant l'allaitement doivent être compatibles avec ce dernier, en fonction des principes actifs, de la posologie, du poids de la maman et du bébé, et de l'âge et de l'état de santé de l'enfant. Sachez que tous les médecins ne tiennent pas compte de l'ensemble de ces éléments. Pourtant, il existe bel et bien un médicament compatible avec l'allaitement pour la plupart des maladies. Côté antibiotiques, citons par exemple la pénicilline, la céphalosporine et l'érythromycine. Si vous avez besoin d'un antidouleur, vous pouvez prendre du paracétamol ou de l'ibuprofène. En règle générale, les crèmes en application externe ne sont pas proscrites. L'utilisation d'un tire-lait n'entraînera pas une diminution de la concentration du médicament dans votre lait. Rares sont les maladies dont le traitement est incompatible avec l'allaitement. C'est le cas par exemple de la chimiothérapie.

Voici quelques règles à respecter si vous devez prendre des médicaments pendant votre allaitement :

- Votre médecin ou votre pharmacien peut se renseigner sur les traitements compatibles avec l'allaitement dans la littérature spécialisée et auprès des services dédiés ▸ **pages 124–125.**
- Préférez les médicaments connus qui ont fait leurs preuves aux nouveaux produits.
- Il vaut mieux choisir un médicament contenant un seul principe actif.
- Dans la mesure du possible, prenez toujours votre médicament juste après une tétée.

### Les substances interdites pendant l'allaitement

Beaucoup de mamans allaitantes se demandent si elles doivent s'abstenir de consommer du café ou de l'alcool.

En réalité, tout est question de mesure. La plupart des bébés tolèrent au maximum trois tasses de café ou de thé noir par 24 heures. Tant que vous allaitez, réduisez autant que possible votre consommation d'alcool. Mais vous pouvez prendre de temps à autre un verre de vin ou de bière. L'allaitement doit en revanche être cessé en cas de consommation excessive d'alcool. Le tabagisme est mauvais pour la santé de la mère et de l'enfant. Il peut entraver la lactation et raccourcir la durée de l'allaitement. Il peut aussi entraîner une certaine agitation et des coliques chez le bébé. Aussi conseille-t-on aux fumeuses de profiter de leur grossesse pour arrêter de fumer. Si vous n'y arrivez pas, réduisez le plus possible votre consommation et ne fumez jamais avant ni pendant une tétée. De même, on ne doit jamais fumer en présence du bébé, ni dans les pièces dans lesquelles il vit. À noter que les enfants qui grandissent entourés de fumeurs auront un meilleur capital santé s'ils sont allaités.

## Des allergies dans la famille ?

Les allergies peuvent être déclenchées par de nombreux facteurs, dont l'alimentation. Les études montrent que l'allaitement exclusif pendant les six premiers mois de vie contribue à la prévention des allergies chez les enfants. Le lait maternel aide la muqueuse intestinale à mûrir et gêne ce faisant la pénétration de substances étrangères dans l'organisme. De plus, les composants du lait maternel offrent une protection efficace contre les infections. Combiné à d'autres mesures de prévention, l'allaitement peut empêcher ou retarder l'apparition des allergies, ou en atténuer la virulence.

- Les vêtements, les produits cosmétiques, les couches, l'environnement intérieur, les aliments consommés régulièrement et le tabagisme peuvent participer à la survenue d'une allergie. Vous pouvez agir sur ces leviers.
- En prévention, il est préférable de ne donner des aliments solides à votre enfant que lorsqu'il montre qu'il est prêt à en manger, même s'il a plus de six mois.
- Introduisez un nouvel aliment à la fois et attendez au moins une semaine avant d'introduire le suivant.
- Évitez les aliments qui déclenchent des symptômes d'allergie chez vous ou chez le papa ▸ page 77.

Chez un bébé, une allergie peut se manifester par les signes suivants : peau sèche, éruptions cutanées, éternuements fréquents, toux, sang dans les selles, diarrhée, asthme, respiration difficile, coliques, prise de poids lente, agitation constante, problèmes de sommeil, pleurs répétés. Si votre tout-petit présente un ou plusieurs de ces symptômes et que vous avez écarté les autres causes possibles, penchez-vous sur votre alimentation ▸ pages 82–83.

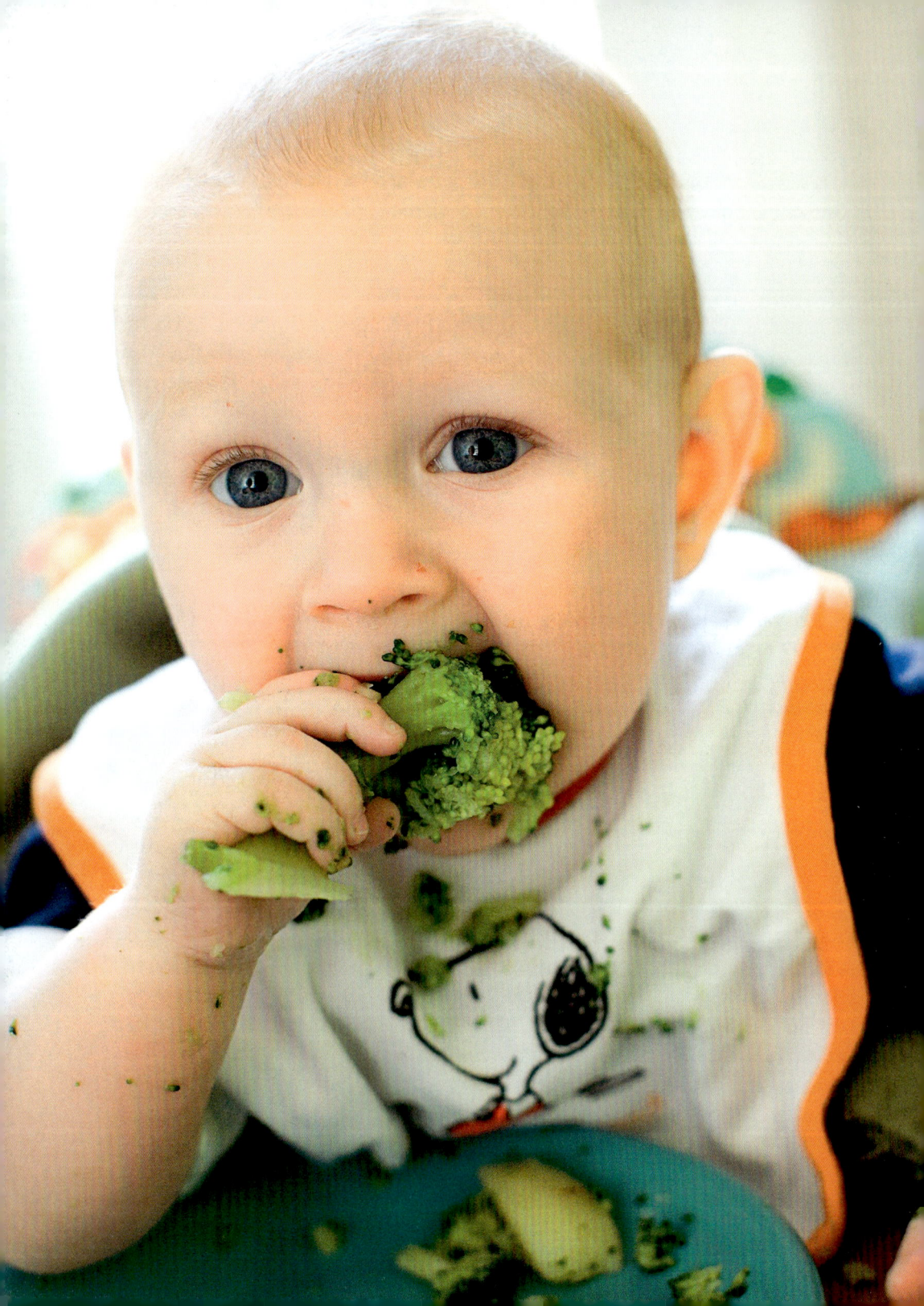

# ET APRÈS ?

VOTRE BÉBÉ COMMENCE À S'INTÉRESSER AUX REPAS DES GRANDS.
VOUS ALLAITEZ TOUJOURS, MAIS CE N'EST PAS COMME AVANT.
BIENTÔT, CE SERA L'HEURE DU SEVRAGE.

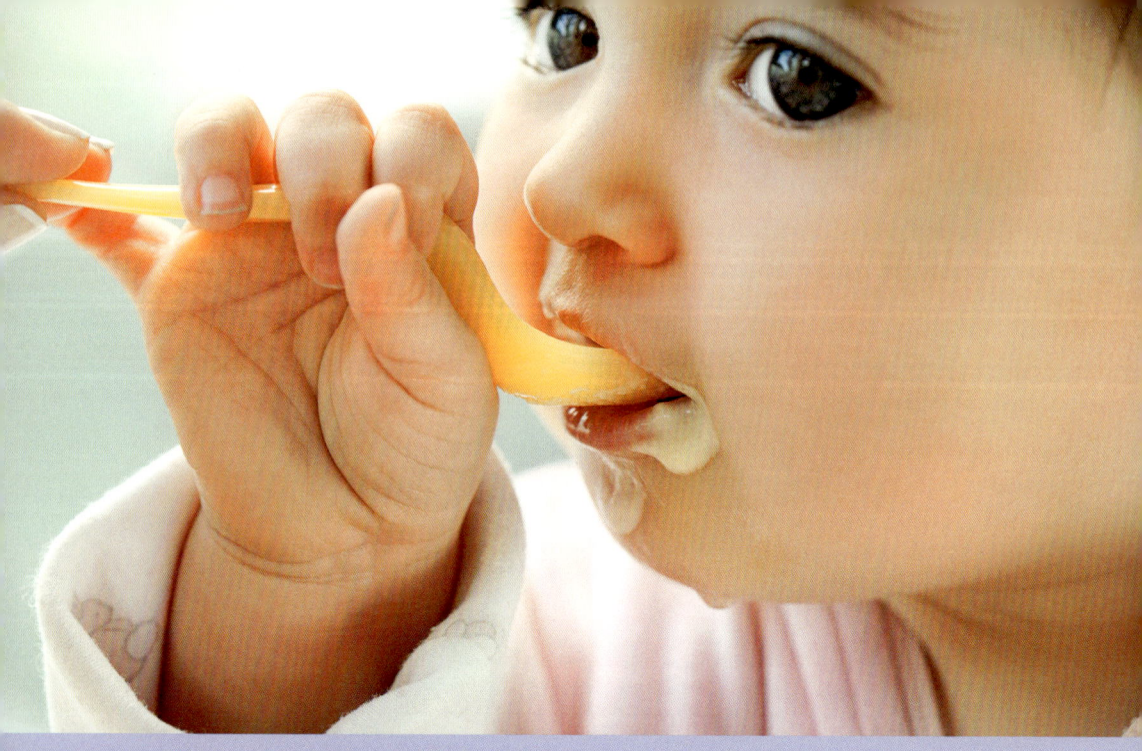

# VOTRE BÉBÉ GRANDIT

Au cours des premiers mois de votre bébé, les choses finissent par se mettre en place. Les soins du bébé n'ont plus de secrets pour vous et les tétées se passent bien (la plupart du temps). Votre vie suit désormais un rythme relativement régulier. Votre enfant fait des progrès notables : il vous reconnaît, vous sourit, se retourne sur le dos quand vous le mettez sur le ventre. Durant cette période, la plupart des femmes sont très heureuses, fières d'elles-mêmes et de leur enfant. Elles voudraient presque que le temps s'arrête.

## Bébé rejoint la table familiale

L'allaitement exclusif est l'alimentation recommandée jusqu'à six mois.
À un moment ou à un autre viendront s'y ajouter des aliments solides et votre enfant rejoindra la table familiale avant la fin de sa première année. Sa relation à l'allaitement évolue également.
À votre sein, il recherche activement présence et sécurité.

## À quel âge ?

Vers l'âge de six mois, la majorité des bébés commencent à s'intéresser aux repas des plus grands. Il suffit qu'ils voient une assiette sur la table pour qu'ils se mettent à gigoter et à tendre les mains vers elle, les yeux brillants. À cet âge, un enfant peut se tenir assis seul ou en étant légèrement soutenu, sait porter des objets à la bouche sans hésiter et mordille ses jouets. Si l'occasion se présente, il attrape de la nourriture, la mâche et l'avale. Ce sont ces signes – et non pas son âge – qui vous font comprendre qu'il a envie de nouveauté, même s'il continue de téter régulièrement. Si votre bébé montre de tels signes d'intérêt pour la nourriture solide avant ses six mois, vous pouvez diversifier son alimentation une à deux semaines plus tôt.

Les besoins nutritionnels changent eux aussi. Vers l'âge de six mois, les réserves en fer s'épuisent peu à peu. Or, le lait maternel n'en apporte qu'une quantité limitée, même si c'est sous une forme que le corps de l'enfant assimile très facilement. Les aliments solides vont donc l'aider à couvrir ses besoins en fer.

Il arrive qu'un bébé refuse tout autre aliment que le lait maternel jusqu'au septième ou au huitième mois. Si votre enfant est dans ce cas, laissez-le assister régulièrement aux repas familiaux et attendez patiemment qu'il s'intéresse à ce que vous mangez.

À six mois, certains enfants ont besoin d'un apport calorique supplémentaire. Si vous avez l'impression d'avoir moins de lait, saisissez cette occasion : introduisez l'alimentation solide et continuez d'allaiter. Si l'allaitement est maintenu au moment de la diversification alimentaire, l'enfant sera mieux protégé contre les allergies.

## Comment diversifier l'alimentation de bébé ?

Pour diversifier l'alimentation de votre enfant, deux solutions s'offrent à vous : soit vous l'installez à votre table et le laissez manger tout seul, soit vous le faites manger à la cuillère.

### Bébé mange tout seul

Certains parents installent leur enfant à la table familiale et le laissent goûter ce qu'il veut, attentifs aux signaux qu'il envoie. L'enfant participe aux repas et peut essayer la nourriture qui le tente. Les parents ne le forcent pas. Rien ne presse. Manger, c'est expérimenter et il est important d'y prendre plaisir.

Les aliments appropriés pour accompagner l'enfant dans ses premiers pas sont ceux qu'il peut prendre lui-même, par exemple un morceau de pain, des légumes ou des fruits. Bien sûr, il en met encore beaucoup à côté, mais ce n'est pas grave. Les repas sont aussi pour lui l'occasion de travailler son habileté et d'apprendre qu'il peut se rassasier seul. Restez toujours à proximité pour pouvoir intervenir s'il avale de travers.

### Nourrir bébé à la cuillère

Vous pouvez aussi choisir de donner
à manger à votre enfant. N'introduisez
qu'un seul aliment à la fois afin de déceler
une éventuelle intolérance. Attendez
une semaine avant d'introduire l'aliment
suivant. Au début, préparez des purées
assez liquides. Vous passerez plus tard à
des mets plus fermes et plus grossièrement
hachés en vue d'habituer votre bébé
à mâcher. Il arrivera un jour où il ne
se contentera plus de se laisser donner
la becquée, mais voudra attraper lui-
même sa nourriture.

## Quels aliments ?

Vous pouvez profiter de la diversification
alimentaire de votre bébé pour faire
adopter une alimentation saine à toute
la famille.

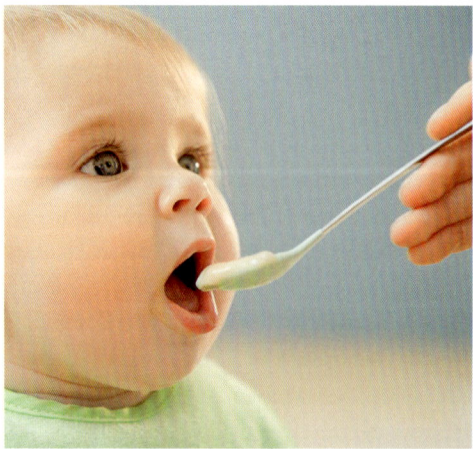

**Bébé est curieux de découvrir le goût de
la purée.**

- Privilégiez les aliments naturels et
  complets. Misez sur la diversité et évitez
  les excès.
- Vous pouvez par exemple proposer à
  votre enfant une purée de pommes de
  terre, une banane écrasée (ou un autre
  fruit), une bouillie de céréales non
  sucrée (préparée avec du lait maternel
  si vous le souhaitez) et des légumes
  vapeur en purée.
- Prévoyez des aliments riches en fer,
  comme la viande, le jaune d'œuf, l'avoine,
  le millet, le riz, l'épeautre et les légumes
  secs. L'organisme assimile mieux le fer
  contenu dans la viande et le poisson.
- Le blé, le lait de vache, les produits à
  base de lait de vache, le blanc d'œuf
  et les agrumes peuvent être mal digérés
  et provoquer des ballonnements,
  des coliques et des allergies.
- Si vous constatez que votre enfant ne
  tolère pas un aliment, éliminez-le au
  moins provisoirement. Évitez également
  les aliments trop salés, trop sucrés et
  trop gras, ainsi que ceux qu'il pourrait
  avaler de travers.
- La première année, le miel est à proscrire
  en raison du risque de botulisme.

Vous pouvez préparer vous-même les
purées pour bébé ou acheter des petits
pots. Ces derniers sont certes pratiques,
mais assez chers. Pourquoi ne pas cuisiner
les mêmes repas pour toute la famille ?
Par exemple, il vous suffit de mettre
une portion de légumes (non assaisonnée)
de côté pour votre bébé et de la mixer
ou de l'écraser à la fourchette.

## Quelles quantités ?

Les premières semaines, votre bébé ne mangera probablement que de très petites quantités d'aliments solides. Le lait maternel continue de constituer la majeure partie de son alimentation. S'y ajoutent une à deux petites cuillères d'aliments solides, qui lui permettent de découvrir de nouveaux goûts. Ce démarrage progressif aide son système digestif à s'adapter en douceur. Peu à peu, les quantités vont augmenter. Comme pour l'allaitement, prêtez attention aux signes de faim ou de satiété. C'est une toute nouvelle expérience pour votre enfant. Il vous montrera très clairement ce qu'il aime – il se saisit de la nourriture ou ouvre la bouche avec empressement – et ce qu'il n'aime pas – il détourne le visage et fait la grimace. Chaque enfant a des goûts et une manière de manger qui lui sont propres.

## Où et quand ?

Votre bébé peut manger sur vos genoux ou dans une chaise haute. Nous vous déconseillons en revanche de lui donner à manger dans un transat, car il ne serait pas assis le dos droit.

Vous pouvez lui faire prendre ses repas en même temps que le reste de la famille. Comme l'allaitement, les repas sont des moments agréables, propices aux échanges. Les discussions familiales et l'exemple offert par les adultes instaurent une atmosphère détendue.

En général, la transition de l'allaitement exclusif à la diversification alimentaire est imperceptible. Tout à coup, vous remarquerez que votre enfant absorbe des portions plus grandes et que chaque repas n'est pas forcément complété par une tétée.

## Boire à la tasse

La plupart des enfants se désaltèrent avec le lait de leur mère. S'il prend ses repas avec vous, votre bébé sera sans doute tenté de vous imiter et de boire à la tasse ou au verre.

Il apprendra ainsi à boire directement à la tasse, sans détour par le biberon, tout en continuant de téter. L'eau doit constituer sa boisson principale. Vous pouvez lui donner de l'eau du robinet si elle est de bonne qualité. Il est inutile de la faire bouillir. Vous pouvez aussi lui proposer des infusions non sucrées.

# La durée de l'allaitement

Le lait maternel est capable de fournir aux enfants en bas âges une part très importante des calories et des protéines qui leur sont nécessaires. Il contient des vitamines et des sels minéraux. Il offre également une protection immunitaire, utile pour l'enfant qui grandit et qui, en jouant, entre en contact avec de nombreux germes. Outre ces avantages pour la santé, un allaitement prolongé satisfait le besoin qu'a l'enfant d'entretenir une relation intime et profonde avec sa mère. Un allaitement long a également un impact positif sur la santé de la maman. Sa poitrine va retrouver très lentement – et donc en douceur – son volume initial. D'autre part, plus l'allaitement dure, plus il la protège contre l'ostéoporose, le diabète, le cancer du sein et le cancer de l'ovaire.

## Combien de temps allaiter ?

Vous êtes la seule à pouvoir décider de la durée de votre allaitement. Mais votre enfant, votre conjoint et votre famille ont aussi leur mot à dire. Les organismes spécialisés nationaux et internationaux recommandent un allaitement exclusif pendant six mois, puis un allaitement complété par des aliments solides jusqu'à la fin de la première, voire de la deuxième année, ou aussi longtemps que la mère et l'enfant le souhaitent. Beaucoup de couples mère-enfant font ce choix de prolonger l'allaitement et en sont très heureux. Certains préfèrent s'arrêter après trois, six ou huit mois.

Il n'y a pas de norme en la matière. Une femme peut vouloir sevrer son bébé plus tôt, tandis qu'une autre cessera d'allaiter pour des raisons indépendantes de sa volonté. Quelle que soit votre situation, voyez le bon côté des choses : que vous ayez allaité quelques jours, quelques semaines ou quelques mois, vous aurez partagé avec votre bébé une merveilleuse expérience et lui aurez offert un cadeau inestimable.

## Allaiter un enfant plus grand

Quand vous sentirez que votre enfant tète plus pour être proche de vous que pour apaiser sa faim, vous aurez sans doute passé un cap. Ce n'est plus un nourrisson que vous allaitez. Vous n'êtes pas obligée de prendre la décision de continuer dès le début.

Allaiter un enfant qui marche à quatre pattes ou debout n'a rien à voir avec l'allaitement d'un nouveau-né. À cet âge, l'enfant ne tète plus aussi souvent, ni aussi longtemps et régulièrement qu'un bébé. Passé un an, l'allaitement devient de plus en plus intime. Souvent, la mère et l'enfant s'inventent un mot pour désigner les tétées et apprécient ces moments d'intimité. À ce stade de l'allaitement, votre bout de chou et vos seins supportent sans problème une pause d'un soir, d'un jour ou même d'un week-end. Vous pouvez ensuite reprendre l'allaitement comme à l'accoutumée.

Les enfants plus grands apprécient aussi le sentiment de sécurité que leur offre le sein de leur mère.

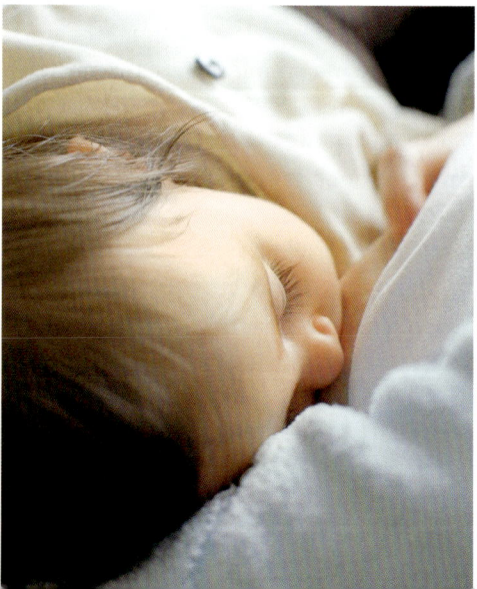

Il peut arriver que l'entourage réagisse mal face à l'allaitement d'un enfant aussi grand. Ne vous laissez pas influencer : c'est votre choix.

## L'allaitement offre un sentiment de sécurité

La priorité de votre enfant n'est plus d'être rassasié, mais de se détendre à votre contact et de rester proche de vous. Tout au long de la journée, il est occupé à découvrir son environnement, plein de curiosité. Mais de temps en temps, il ressent le besoin de revenir à son port d'attache pour retrouver la chaleur et la sécurité des bras de sa mère, avant de repartir pour de nouvelles aventures. Téter est aussi un moyen d'atténuer son chagrin ou sa douleur. Les petits enfants tombent souvent, sont effrayés par les bruits inattendus ou sont parfois simplement épuisés. Téter le sein en se blottissant contre leur mère les aide alors à retrouver leur équilibre et à restaurer leur confiance en eux. Rassurés, ils sont prêts à se lancer de nouveau à la conquête du monde. En cas de maladie, d'intervention chirurgicale ou d'hospitalisation, l'allaitement peut être d'un grand secours pour un enfant.

## De nouvelles limites

Quand on allaite un enfant plus âgé, il y a aussi des limites à établir. Si cela devient physiquement désagréable pour vous ou que vous n'appréciez pas d'allaiter dans des situations particulières, ne gardez pas vos sentiments pour vous. L'enfant grandissant, il est plus facile de limiter ou de repousser les tétées. Parlez-en ensemble. Ce sera l'occasion de développer ses compétences sociales comme les vôtres.

## Votre relation évolue

Les premiers mois, vous avez été entièrement à la disposition de votre bébé. S'il a encore besoin de présence et de sécurité, il vous faut aussi lui imposer des limites. Étant donné qu'il fait de plus en plus de choses – il se déplace seul, ses gestes sont plus précis – vous devez apprendre à lui dire « non ». Commencez par des situations simples, par exemple interdisez-lui de toucher les plaques de la cuisinière (peu importe si elle est allumée ou non). L'essentiel est de vous en tenir à votre décision et de la faire respecter avec gentillesse, mais fermeté. Parallèlement, votre enfant se familiarise aussi avec le rythme de la famille. Il est donc de plus en plus important que vous organisiez ses journées suivant un rythme régulier et mettiez de l'ordre dans son environnement.

# Une nouvelle grossesse pendant l'allaitement

Que faire si vous tombez de nouveau enceinte alors que vous allaitez encore ? Vous n'avez aucune raison de sevrer votre bébé si vous avez tous les deux envie de continuer. D'un point de vue médical, l'allaitement ne pose pas problème ni pour l'enfant à naître, ni pour la mère. Mais il est primordial de prendre soin de vous. Seule contre-indication : des contractions précoces. Dans ce cas, un sevrage en douceur est préférable.

Si vous avez allaité pendant votre grossesse, il se peut que vous continuiez d'allaiter votre premier enfant après la naissance du bébé. Essayez de prendre contact avec des femmes ayant vécu la même situation. Leur expérience vous sera très utile.

# Le sevrage

Quel que soit le moment choisi, sevrer son bébé, c'est comme couper le cordon ombilical pour la seconde fois. C'est la fin d'une période de votre vie et le début d'une autre. Là encore, l'initiative peut

**Au moment du sevrage, votre enfant a encore plus besoin de vous.**

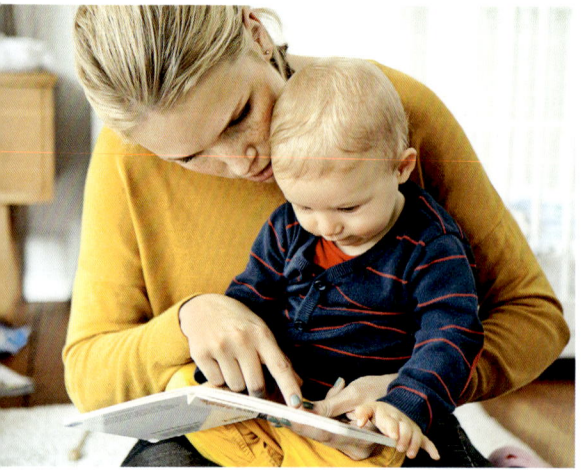

venir de la mère ou de l'enfant. Les besoins de chacun doivent être pris en compte. Chaque sevrage est unique. Voici tout de même quelques conseils et informations d'ordre général qui pourront vous aider.

## Laisser l'allaitement se terminer naturellement

La manière la plus douce et la plus naturelle de sevrer son enfant est de laisser l'allaitement diminuer lentement en s'adaptant à ses besoins. La mère n'a qu'à répondre aux signaux que lui envoie son enfant pour exprimer son besoin de succion et de présence, ce qui renforce aussi son autonomie. Elle ne lui propose plus le sein, mais lui permet de téter quand il en a envie. Les tétées s'espacent et sont plus courtes.

La plupart des mères ne se souviennent pas de la date exacte à laquelle l'allaitement a pris fin. À un moment donné, leur enfant a laissé s'écouler plusieurs jours avant de réclamer de nouveau le sein, puis il ne l'a plus réclamé du tout. Il en a eu assez de boire le lait de sa mère et de téter son sein, et a décidé de vivre d'autres expériences. Conformément au principe de l'offre et de la demande, moins vous allaitez, moins vous produisez de lait. Le tissu glandulaire se réduit progressivement. Les seins perdent en volume, mais continuent de sécréter du lait à la demande. Si le tissu glandulaire retrouve son volume de départ à la fin du sevrage, le tissu adipeux peut avoir diminué.

De ce fait, la poitrine peut être un peu plus petite qu'avant la grossesse. Le tissu adipeux se reconstitue petit à petit. Certaines femmes ont encore du lait plusieurs mois après avoir arrêté d'allaiter.

## Le sevrage planifié

Il arrive que ce soit la mère qui souhaite mettre un terme à l'allaitement. Même si votre enfant ne ressent pas le besoin d'être sevré, vous pouvez le déshabituer du sein en respectant ses besoins. Avant de prendre votre décision, interrogez-vous sur les raisons qui vous incitent à vouloir sevrer votre enfant et demandez-vous si quelques adaptations pourraient vous faire changer d'avis. Vous pourrez ainsi réfléchir plus sereinement. Si vous passez du temps avec votre enfant à d'autres occasions, il aura peut-être moins besoin de téter. Vous pouvez aussi décider de ne plus allaiter qu'en journée ou que le matin et le soir. Dans ces conditions, vous prendrez éventuellement plaisir à continuer d'allaiter.

Si vous êtes certaine de vouloir sevrer votre enfant, nous vous conseillons de procéder lentement. Ce n'est pas parce qu'il dit adieu au sein qu'il se sépare de vous. Vous continuerez de vous en occuper quand il vous réclamera et de le laisser libre de s'intéresser au monde qui l'entoure. Ne le sevrez pas dans la précipitation et passez beaucoup de temps avec lui. Si nécessaire, demandez conseil à un spécialiste.

## Le sevrage avant un an

Il est rare qu'un enfant perde de lui-même tout intérêt pour la tétée au cours de sa première année. Pour supporter le sevrage à cet âge, le bébé a souvent besoin d'un ersatz, car son besoin de succion est encore très fort. Proposez-lui du lait infantile premier âge au biberon. Les préparations de suite sont déconseillées en raison de leur forte teneur en glucides.

### Comment faire ?

Dans l'idéal, faites les premiers essais de biberon quand vous êtes détendue et que vous êtes certaine de bien réagir, quelle que soit l'attitude de votre bébé. Vous éviterez les déceptions et les bagarres. S'il le faut, vous retenterez votre chance plus tard. Ne soyez pas frustrée et prenez acte de ce que ressent votre bébé : « Je sais bien que tu voudrais téter. Mais, pour moi, c'est important d'arrêter. » Considérez les premières tentatives comme des invitations à la découverte d'un nouveau mode d'alimentation. Si votre enfant a du mal, mettez votre lait dans son biberon. Il ne sert à rien de le priver de sein pendant plusieurs heures en le laissant pleurer dans l'espoir qu'il acceptera mieux le biberon par la suite. S'il vous montre qu'il voudrait encore téter, cela ne veut pas dire qu'il cherche à imposer sa volonté, mais qu'il ne s'est pas encore fait à la nouvelle situation. Ce n'est pas facile pour un enfant de dire au revoir. Il a besoin que vous l'accompagniez dans ce processus.

Donnez-lui toujours le biberon dans vos bras en alternant les côtés. Prêtez attention aux signaux qu'il vous envoie et laissez-le téter longtemps. Afin de consolider ses relations, ne laissez qu'une ou deux autres personnes proches le nourrir.

## Le sevrage rapide

Si vous êtes obligée de sevrer rapidement votre bébé, par exemple à cause d'une maladie grave, vous aurez besoin, vous et votre enfant, d'être soutenus psychologiquement.

Quand le sevrage se fait lentement, la poitrine ne souffre généralement pas et ne nécessite aucune mesure particulière. Quand le sevrage est rapide, les seins peuvent être tendus et des engorgements sont possibles.

- Il vous faudra éventuellement vider vos seins à la main ▸ page 50 ou au tire-lait ▸ page 89. C'est plus agréable sous une douche chaude. Arrêtez dès que vous êtes soulagée.
- Appliquez du froid sur votre poitrine après avoir vidé vos seins ou quand vous avez mal. Cela réduit la lactation et atténue la douleur ▸ page 52, 58-59.

Il se peut que vous ayez encore du lait pendant un certain temps. Ne vous inquiétez pas : la lactation cessera d'elle-même.

### Ce qu'il ne faut pas faire

Les médicaments qui bloquent la lactation ne sont pas une solution dans la mesure où le bébé n'a pas le temps de s'habituer à son nouveau mode d'alimentation. En outre, ils peuvent avoir des effets secondaires non négligeables et provoquent une baisse brutale de la lactation difficile à supporter pour l'organisme.

Les bouleversements hormonaux accompagnant un sevrage très rapide peuvent entraîner une petite déprime chez la maman. Certaines personnes bien intentionnées vous conseilleront de partir un week-end sans bébé pour le sevrer. Ne le faites pas. Une séparation serait pour vous synonyme de trop-plein de lait, voire d'engorgement. Et pour votre enfant, ce serait perdre à la fois sa mère et son sein réconfortant.

## Le moral au moment du sevrage

Certaines mamans voient dans le sevrage une étape naturelle qui les satisfait. D'autres sont assaillies de sentiments divers selon que l'initiative ait été prise par elle ou par leur enfant. Comme la naissance, le sevrage est un pas de plus vers l'indépendance pour l'enfant, mais aussi pour la mère. Leur relation prendra ensuite une autre forme – gestes tendres, câlins, contact visuel. En tant que mère, vous vous réjouissez que votre enfant progresse. Mais d'un autre côté, cela vous attriste de savoir que cette période est irrémédiablement révolue.

Il arrive qu'un enfant perde tout intérêt pour le sein avant même que sa mère ne s'en aperçoive. En cas de sevrage abrupt, qui plus est non souhaité, le chagrin peut être encore plus grand.

Une mère a besoin de temps pour faire son deuil de la relation qu'elle entretenait avec son enfant à travers l'allaitement. Si c'est votre cas, essayez de vous rappeler les moments agréables que vous avez vécus. Les femmes qui ont rencontré de grandes difficultés pendant leur allaitement ressentent souvent les choses différemment. Elles en sont arrivées à un point où elles veulent simplement tirer un trait sur cette période. Se résoudre au sevrage peut alors être un véritable soulagement. La vie de famille s'en trouvera sans doute plus agréable.

## Une nouvelle étape

La fin de l'allaitement, c'est le début d'une nouvelle étape dans la relation mère-enfant. Pendant l'allaitement, vous avez pris confiance en vous et acquis la certitude que vous étiez capable de répondre aux besoins de votre enfant. Bien entendu, votre petit a toujours besoin de nouer des relations, de communiquer, de nourrir son corps comme son esprit, de présence et de distance. Mais ces besoins s'expriment sous d'autres formes à mesure qu'il grandit. Quand vous l'allaitiez, c'est principalement à votre sein que vous avez offert votre tendresse et votre protection à votre enfant. Désormais, c'est d'une autre manière que vous allez rester proche de lui – à travers une accolade, un regard compréhensif ou une oreille attentive.

Votre communication a commencé avec les signes de faim et de satiété que vous envoyait votre bébé. Les gestes et la parole vont ensuite venir l'enrichir.

## L'allaitement, un apprentissage durable

L'allaitement implique un va-et-vient permanent entre une intimité profonde et une distance prudente. Vous revivrez cette expérience à plusieurs reprises avec votre enfant. L'allaitement vous a appris que votre enfant joue un rôle actif depuis son premier jour. Quand vous l'allaitiez, il avait besoin de votre aide, mais tétait le lait lui-même après avoir réclamé le sein. Une fois rassasié, il le relâchait tout seul.

En grandissant, s'il a encore besoin d'être accompagné de ses parents, c'est lui qui accomplit l'essentiel de son évolution. Plus tard encore, il vous faudra trouver le juste équilibre entre proximité et liberté. À l'école, il découvrira un nouveau monde, aiguisera sa curiosité et sera fier de son autonomie. Mais le soir, il continuera de se réfugier dans les bras de maman et papa. Jeune adulte, il fera lui-même ses projets d'avenir et réclamera son indépendance, sans pour autant couper les ponts avec ses parents. Toute votre vie, vous répondrez aux besoins de votre enfant, vous le garderez près de vous, vous le « nourrirez », puis vous le laisserez de nouveau voler de ses propres ailes.

# Pour aller plus loin

**Association Française des Consultants en Lactation (AFCL)**
26, rue des gouttes
69 290 Saint-Genis-les-Ollières
www.consultants-lactation.org
Tél. : 04 37 22 07 35
L'AFCL se veut l'association de regroupement de toutes les consultantes en lactation de France.

**Action pour l'allaitement**
19, rue Dalhain
67200 Strasbourg
Action.allaitement.free.fr
Tél. : 03 88 27 31 72
Association qui œuvre pour la protection, le soutien et l'encouragement de l'allaitement maternel.

**Coordination Française pour L'Allaitement Maternel (CoFAM)**
163, rue de Bagnolet
75020 Paris
coordination-allaitement.org
Tél. : 08 73 71 98 00
Association visant à promouvoir l'allaitement maternel en France, qui travaille notamment au développement de l'IHAB (Initiative Maternité « Ami des Bébés »).

**Lactarium d'Île-de-France**
Hôpital Necker – Enfants malades
149, rue de Sèvres
75015 Paris
www.lactarium-idf.aphp.fr
Tél. : 01 71 19 60 47

Les lactariums (dépendant de la Croix-Rouge française) recueillent les dons de lait maternel et redistribuent ce lait aux bébés malades ou prématurés qui en ont besoin. Il en existe 18 en France métropolitaine (Amiens, Bordeaux, Brest, Cherbourg, Dijon, Lille, Lyon, Marmande, Montpellier, Mulhouse, Nantes, Orléans, Paris, Poitiers, Saint-Étienne, Saint-Brieuc, Strasbourg et Tours).

**La Leche League France**
BP 18
78620 L'Étang-la-Ville
www.lllfrance.org
Tél. : 01 39 58 45 84
Association travaillant à la promotion de l'allaitement maternel : publications, soutien, réunions d'information, formation des professionnels de santé.

**La Leche League ASBL Belgique**
Chaussée de la Hulpe 295
1170 Bruxelles
Tél. : 02/268.85.80
www.lllbelgique.org
(Ce répondeur national donne les numéros de téléphone des animatrices de Belgique en fonction de la langue ou de la région.)

**Mon Allaitement Maternel À Moi (MAMAM)**
12, rue de Bucarest
75008 Paris
www.mamam.free.fr
Tél. : 01 45 22 13 24
Association pour la promotion de l'allaitement maternel : témoignages, conseils et informations.

**ProLactIn'**
Les Professionnels de la Lactation Indépendants
21, rue Louis
94260 Fresnes
Tél. 06 07 27 19 30
www.consultantenlactation.com
Association de consultants en lactation certifiés IBCLC et travaillant indépendamment de structures de type maternité, clinique, PMI, etc.

**Réseau Solidarilait**
26, boulevard Brune
75014 Paris
www.solidarilait.org
Tél. : 01 40 44 70 70
Réseau d'associations, de parents et de professionnels de santé concernés par l'allaitement maternel et l'accueil de l'enfant.

## Pour compléter votre information, chez le même éditeur

**La Grossesse questions & réponses**, Collectif

**Guide de la maman solo**, Hoss-Mesli C.

**Guide du bébé**, Hoss-Mesli C.

**Le Guide pratique du papa**, Hoss-Mesli C.

**Massages pour bébé**, Voorman C., Dandekar G.

# Index

**Crédits iconographiques**

Jupiter Images : couverture ; evgenyatamenko : plat 2 et p. 1 ; Your Photo Today : pp. 24, 48 ; Agentur Focus/Science Photo Library : p. 55 ; Corbis : pp. 3, 15, 34, 96 ; Online : p. 5. ; Getty Images : pp. 2, 86, 116 ; GlowImages : p. 50 haut ; GU-Archiv : pp. 8, 33 haut, 36, 37, 39, 41, 44 bas, 50 milieu, 52, 53, 60, 62, 76, 78 bas, 81, 90, 92, 94, (tout S. Seckinger) ; 33 Milieu et bas., 44 haut., 50 bas, 57 (tout A. Peisl) ; Guóth-Gumberger : pp. 98, 106 ; Laif : p. 112 ; Masterfile : p. 118 ; Mauritius Images : pp. 6, 15 haut, 26, 78 haut, 120 ; Picture Press : p. 30 ; Plainpicture : pp. 70, 73, 75, 84, 114 ; Righard, Lennart : p. 28 ; Superbild : p. 88 ; Vario Images : p. 4. Illustration p. 13 : D. Seidensticker. Merci à Medela, www.medela.ch.

**Traduit de l'allemand par Frédérique Bath M'Wom**

Principe de couverture : Claire Guigal

Mise en page : Facompo

Pour l'édition originale parue sous le titre *Stillen – Einfühlsame Begleitung durch alle Phasen der Stillzeit* :
© 2014, Gräfe und Unzer Verlag GmbH, Munich, Allemagne

Pour la présente édition :
© 2015, Éditions Vigot, 23, rue de l'École-de-Médecine, 75006 Paris, France

ISBN : 978-2-7114-2359-0

Dépôt légal : juin 2015

Achevé d'imprimer en Slovaquie par Polygraf